Wie ein Akku

auf der Ladestation

Mein Leben als Krebspatient

Krebs bezeichnet in der Medizin die unkontrollierte Vermehrung und das wuchernde Wachstum von Zellen, d. h. eine bösartige Gewebeneu-bildung (maligne Neoplasie) bzw. einen malignen (bösartigen) Tumor (Krebsgeschwulst, Malignom). Bösartig bedeutet, dass neben der Zellwucherung auch Absiedelung (Metastasierung) und Invasion in gesundes Gewebe stattfindet. Im engeren Sinn sind die malignen epithelialen Tumoren (Karzinome), dann auch die malignen mesenchymalen Tumoren (Sarkome) gemeint. Im weiteren Sinne werden auch die bösartigen Hämoblastosen als Krebs bezeichnet, wie beispielsweise Leukämie als „Blutkrebs".

Aus Wikipedia

An Herz-Kreislauf-Erkrankungen sterben in Deutschland mehr Menschen als an Krebs. Doch die Diagnose Krebs schockiert - sie wird immer noch mit Hoffnungslosigkeit und Unheilbarkeit in Verbindung gebracht. Die aktuellen Zahlen und Statistiken sprechen jedoch eine andere Sprache: Berücksichtigt man, dass die Menschen heute im Durchschnitt viel älter als noch vor 20 Jahren werden, so geht die Krebssterblichkeit in Deutschland seit Jahren zurück, und die Lebenserwartung Betroffener ist stark angestiegen. Vor 1980 starben mehr als zwei Drittel aller Krebspatienten an ihrer Krebserkrankung. Heute kann mehr als die Hälfte auf dauerhafte Heilung hoffen.

Rund 500.000 Menschen in Deutschland erkranken jährlich an Krebs Quelle: © 2018 Krebsinformationsdienst, Deutsches Krebsforschungszentrum

Der Autor - Klaus Schmiejowski

In der Schule waren Deutschlehrer nie meine Freunde. Rechtschreibung und Grammatik ließen erst mich und dann meine Lehrer verzweifeln. Meine Erkenntnis daraus: „Lass das Schreiben sein". Daran hielt ich mich jetzt über 50 Jahre.

Heute bin ich zum dritten Mal verheiratet (in meiner dritten Ehe absolut glücklich), habe zwei Kinder (aus erster Ehe) und bin seit 6 Monaten „Privatier", was gleichbedeutend mit einem Rentner ohne „gesetzliche Rente" zu sehen ist. Ich lebe also von meinem Privatvermögen.

Was hat mich veranlasst doch zu schreiben? Böse Zungen behaupten jetzt, ich brauche Geld. Nein, das ist nicht der Fall. Eigentlich habe ich selbst keine Antwort darauf, aber vielleicht sind es die vielen Erfahrungen, welche ich in meinem bisherigen Leben sammeln durfte oder vielleicht ist es auch die viele freie Zeit, die ich jetzt als Pseudorentner für mich gefunden habe.

Eine wichtige Motivation zum Schreiben ist für mich aber meine jetzt zweijährige Erfahrung mit der Krankheit Krebs, welche ein Teil meines Lebens geworden ist. Ich versuche in diesem Buch nicht die Krankheit zu bagatellisieren oder schönzureden, aber je mehr ich die Krankheit für mich akzeptiert und mich in allen Richtungen mit dem Thema beschäftigt habe, umso mehr habe ich wieder an Lebensqualität gewonnen.

Ich hoffe, falls das Buch jemals gelesen wird, dass andere Krebspatienten vielleicht die eine oder andere Anregung für sich ableiten können.

An dieser Stelle halte ich es für wichtig, mich bei den Ärzten, welche mich auf meinem bisherigem Krankheitsverlauf untersucht haben, Diagnosen erstellt haben, mich operiert haben, mit Medikamenten behandelt haben oder auch einfach nur mit mir geredet haben, zu bedanken. Alle haben mir geholfen immer wieder positiv zu denken.

Auch ein großes Dankeschön an meine Krankenkasse (ich weiß nicht, ob ich sie nennen darf) für all die Unterstützung und die Übernahme der teils sehr hohen Kosten.

Aber der größte Dank gilt meiner Frau Regine. Ohne sie hätte ich sicher nicht die Kraft gefunden, die bisher nötig war.

Vielen Dank

Es war ein kalter Montag, der 21. November 2016, regnerisch und der Himmel grau mit gefühlten 3 Grad Außentemperatur, ohne Sonne. Um 8 Uhr 30 startet unser Flugzeug nach Teneriffa. Wie schön dachte ich beim Aufstehen, bald wird es nochmal kurzfristig Sommer. Regine und ich hatten noch ein einfaches, kleines Frühstück und warteten auf das Taxi zum Flughafen in Nürnberg. Noch kurz zur Toilette und wir sind startklar. Es ist 6 Uhr, der Taxifahrer läutet. Letzter Check – Geld, Flugticket, Koffer und Handgepäck – und los geht es. Die Fahrt zum Flughafen dauert nur 15 Minuten, wir liegen gut im Zeitplan. Der Flughafen in Nürnberg gehört ja nicht zu den größten, ist übersichtlich und um diese Uhrzeit auch noch in einer Phase, wie kurz vor dem Erwachen. Auch am Check-In Schalter kein großer Andrang, wir sind sofort dran.

„Ihre Flugtickets und die Ausweise bitte", war die nette Aufforderung der jungen Dame am Schalter.

Flugtickets hier und Ausweise der von Regine und meiner ist hier im Geldbeutel, wo steckt er denn wieder, er müsste eigentlich hier sein ... verdammt den hatte ich ja gestern bei einem Firmenbesuch dabei, jetzt liegt er im Auto. Das geht ja gut los.

Die junge Dame blieb weiterhin nett und schickte mich zur Flughafenpolizei. Da wir innerhalb von Europa verreisen wollen ist es möglich ein Ersatzdokument bei der Dienststelle gegen Gebühr zu bekommen.

Also Check-In abgebrochen, auf zur Polizeidienststelle...

Einmal den Gang entlang, dann um eine Ecke und schon stehe ich vor einer geschlossenen Glastür. Rechts der Tür eine Klingel mit dem Schild: Polizei – bitte läuten.

Ich drückte auf die Klingel und kurz darauf das Geräusch des Türöffners. Ich betrat den Raum und stand vor einem großen Glasfenster mit Gesprächsluke. Dahinter mehrere Polizeibeamte. Einer von ihnen kam zum Fenster und begrüßte mich.

„Guten Morgen – was kann ich für Sie tun?" sagte der Beamte mit einem freundlichen Lächeln.

„Ja, so blöd wie das klingt, ich will gerne heute nach Teneriffa reisen und mein Personalausweis ist zuhause in meinem Auto. Die nette Dame am Check-In hat mir gesagt, ich kann bei Ihnen ein Ersatzdokument bekommen."

„Dann wollen wir mal sehen, was wir machen können. Haben Sie ein anderes Dokument, wie zum Beispiel einen Führerschein dabei?" fragte der Beamte höflich.

„Ach ja, sicher, mein Führerschein der ist auf alle Fälle in meinem Geldbeutel."

Ein kurzer Griff und ich reichte das Papier durch den Drehteller unter der Gesprächsluke.

Der Beamte studierte den Führerschein, klappte ihn auf, schüttelte mehrmals den Kopf und wandte sich um zu seinen Kollegen.

„Was habt Ihr heute mit mir vor, das ist doch wohl ein Scherz, wo ist die versteckte Kamera, schaut euch das mal an, ich glaube es nicht…"

Seine Kollegen kamen herüber, begutachteten meinen Führerschein und fingen an herzhaft zu lachen.

Ich fragte vorsichtig: „Was ist los, stimmt etwas nicht?"

„Sie sind ja lustig, wie soll ich bei diesem Dokument feststellen, ob Sie das sind? Wie alt ist das Ding, ha, ha – na ja, zeigt zumindest, dass Sie ordentlich Autofahren müssen, da Sie das Ding noch besitzen."

Oh ja, jetzt wurde mir auch einiges klar. Mein Führerschein ist aus dem Jahr 1974, als ich ihn bekommen habe. Der alte „Graue", ist zwar noch in Ordnung, aber auch schon ganz schön mitgenommen. Die Einträge verblasst und verwischt, die Stempel zwischenzeitlich auf beiden Seiten zu sehen und mein Foto - das war ich? Ja mit 17 Jahren und mit schulterlangen Haaren. Das wäre ja nicht so schlimm aber wenn ich meine heutige Frisur mit einer Haarlänge von 1 mm über der Kopfhaut vergleiche, dann verstehe ich jetzt den Beamten. Das war's dann wohl mit Teneriffa...

„Wir checken mal Ihre Daten – wo sind Sie gemeldet?" war die Frage vom immer noch herzhaft lachendem Beamten.

Ich nannte meine aktuelle Adresse und bekam wieder Hoffnung doch noch ein Ersatzdokument zu bekommen. Der Beamte ging in den hinteren Bereich des Schalterraumes, wo sich auch seine Kollegen aufhielten. An einem mit PC ausgestatteten Arbeitsplatz erfasste er augenscheinlich meine Angaben und wartete auf den Abgleich. Nach ein paar Minuten kam er mit einigen ausgedruckten Dokumenten zurück zum Glasfenster.

„Bitte füllen Sie dieses Formular aus und unterschreiben es mit Vor- und Zunamen. Dann bekomme ich von Ihnen die Gebühr und Sie können Ihr Ersatzdokument mitnehmen und verreisen. Ich denke nicht, dass Sie ein Terrorist sind und uns mit diesem Führerschein täuschen wollen..." sagte er und lachte weiterhin herzlich.

Na, Gott sei Dank, wir können doch noch unsere geplante Reise antreten. Ich nahm alle meine Dokumente, meinen Geldbeutel und verabschiedete mich dankend bei dem Polizeibeamten.

„Vielen Dank für Ihre Hilfe und Ihnen allen noch einen schönen Tag. Ich verspreche Ihnen eine versteckte Kamera ist nicht installiert."

Ich musste den Türöffner mittels Knopfdruck wieder aktivieren und konnte die Polizeistation verlassen. Nun aber schnell zurück zum Check-In.

Regine wartete schon leicht nervös auf mich, beruhigte sich aber sofort, als ich Ihr den Ersatzausweis zeigte. Der Check-In Schalter war immer noch in einer Ruhephase, nur ein Paar vor uns. Wir nahmen einen zweiten Anlauf um ein Bordticket zu bekommen. Flugticket und Ausweis für Regine und endlich auch Flugticket und Ausweis für mich.

„Hat doch gut geklappt" sagte die immer noch nette Dame am Check-in und ließ uns die Gepäckstücke auf das Transportband legen. Sie brachte die Banderolen für den Zielflughafen an den Koffern an, händigte uns die Reiseunterlagen, Bordkarten und Ausweise aus und verabschiedete sich mit einem „Guten Flug und schönen Urlaub". Wir bedankten uns und machten uns auf den Weg zum Ausgang „A" Boarding Control.

Die Menschenschlange hielt sich auch hier in Grenzen. Jacke, Handgepäck, Gürtel und alles Sonstige, was sich in den Taschen befindet ist in eine graue rechteckige Kunststoffkiste zu legen und dies aufs Förderband zum Scanner zu stellen. Nach einer kurzen Wartezeit passieren wir den Körperscanner, werden noch persönlich von einem männlichen bzw. Regine von einem weiblichen Beamten durchsucht und können unsere Sachen aus der Kiste wieder aufnehmen und weitergehen in den Wartebereich. Da wir noch sehr viel Zeit hatten bis zum Boarding, entschieden wir uns die Cafeteria im Wartebereich aufzusuchen. Eine Tasse Kaffee für jeden und eine Salzbrezel wird von uns gewählt und verzehrt. Noch gut eine Stunde bis zum Boarding. Nach Zwanzig Minuten etwa verlassen wir die Cafeteria, suchen nochmal kurz die Toiletten auf und begeben uns anschließend zu Boarding-Gate A22, Flug nach Teneriffa.

Es sind noch ein paar Sitzplätze in der Wartezone frei und wir setzen uns.

„Hast Du Dein Handy schon auf Flugmodus umgestellt" fragt mich Regine mit verantwortlichem Blick.

„Nein, aber das werde ich jetzt gleich erledigen" ist meine Antwort. Handy aus der Jacke, einschalten, Eigenschaften auswählen und Flugmodus einstellen. „Erledigt" mein kurzer Kommentar.

„Ich schreibe schnell noch Natalie, dann schalte ich auch ab" antwortet Regine. Natalie ist die jüngere Tochter von Regine. Sie studiert in Darmstadt. Regines zweite Tochter heißt Rebecca und lebt in München. Regine liebt Ihre beiden Kinder und pflegt regen Kontakt mit Ihnen. Ich finde das schön.

Oh, was ist das denn? Autsch tut das weh, was habe ich denn jetzt? Oh, was sind das für Schmerzen direkt unterhalb der rechten Brust. So was habe ich ja noch nie erlebt. Mann, woher kommt das denn jetzt, habe ich was Falsches gegessen.

Ich muss mich mal etwas langmachen. Oh, Mist das hört nicht auf, mal tief durchatmen.

„Was ist los mit Dir?" fragt mich sorgenvoll Regine.

„Ach nichts, nur ein kleiner Schmerz, Bauchweh. Hab wohl Luftbewegung im Bauch, wird gleich wieder weg sein" lautet meine Antwort mit der Hoffnung, dass das zutrifft. Ich liege jetzt schon fast auf der Sitzbank und strecke den Oberkörper in eine lange gerade Haltung. Es wird leicht besser.

„Ich denke es lässt nach" sage ich zu Regine, auch um sie ein bisschen zu beruhigen.

„Die Fluggäste des Fluges DE 1467 über Zürich nach Teneriffa werde gebeten sich zum Ausgang A22 zu begeben. Das Boarding beginnt in wenigen Minuten" lautet plötzlich die Durchsage des Lautsprechers.

„Jetzt geht es los" sage ich zu Regine und stehe von meinem Sitzplatz auf. Der Schmerz lässt wieder etwas mehr nach. Es ist nicht mehr so schlimm, aber auch noch nicht vorbei.

„Geht es wieder" fragt mich Regine und erhebt sich auch von ihrem Sitzplatz.

„Ja, es wird schon wieder, fast nichts mehr zu spüren" antworte ich.

Wir reihten uns in die Menschenschlange, zeigten am Kontrollpunkt unsere Boardingkarten und Ausweise und begaben uns in Richtung Ausgang zum bereits wartenden Transferbus. Ein paar Minuten später brachte uns der Bus zu unserem Flugzeug und wir suchten unsere Sitzplätze Reihe 18 Platz B und C. Regine nahm B, den mittleren Sitz der Dreierreihe ich den Platz C am Gang. Das Flugzeug füllte sich mit den Passagieren und so wie es aussah, würde kein Platz frei bleiben. "Boarding closed" war leise über den Bordlautsprecher zu hören und kurz darauf begann das Flugpersonal mit den Sicherheitseinweisungen. Ich finde es zwar immer lustig, wenn die Stewardessen Ihre pantomimischen Übungen vorführen, aber heute war mir überhaupt nicht nach einer "Slapstick" Vorführung. Für eine kurze Weile dachte ich die Schmerzen hätten sich verflogen, aber kaum hob die Maschine ab um in Richtung Zürich zu fliegen, kamen immer wieder

Schmerzwellen in kurzen Zeitabständen. Rund eine Stunde Flug nach Zürich, na ja, das werde ich schon irgendwie schaffen, dachte ich und versuchte immer dem Schmerz entsprechend eine günstige Sitzposition zu erreichen.

Der Bordservice mit Getränken realisierte sich für mich mit einem Becher Tee, welcher auch nach "Becher" schmeckte. Bei meinen bisherigen Flügen genoss ich es Wein oder Kaffee mit Weinbrand zu genießen, denn das war dann immer so der richtige Einstand in den Urlaub. Heute also wenig schmackhafter Tee, zumindest war er heiß. Die Schmerzen kamen trotz Tee immer wieder in gezielt dosierten Schüben. Noch 20 Minuten Flugzeit bis zum Zwischenstopp, dann ist die erste Etappe geschafft. Mir ging es wieder etwas besser.

Kurze Zeit später verkündete der Pilot auch schon den Landeanflug auf Zürich. Die Maschine setzte gut auf der Landebahn auf und wie üblich fingen einige Passagiere zu klatschen an. Ich fragte mich schon oft warum die Menschen nach erfolgreicher Landung immer klatschen. Der Pilot macht seinen Job und kriegt dafür Applaus? Stellt euch mal vor jeder Busfahrer bekäme, immer wenn er gut an einer Haltestelle angekommen ist, Beifall. Das wäre ja aufregend. Naja, vielleicht ist der Applaus für den Piloten auch nur ein kleines Dankeschön dafür, dass wir nicht abgestürzt sind.

Wir haben unsere Standposition am Flughafen erreicht und ich stehe sofort von meinem Sitzplatz auf, da die Schmerzen wieder stärker wurden. Endlich öffnet sich Türe und die ersten Passagiere verlassen das Flugzeug in Richtung Bus, welcher uns zum Terminal bringen soll. Die Schmerzen werden wieder stärker. Im Bus angekommen, sind die Schmerzen schon extrem Stark, auf einer Skala von 1 bis 10 bin ich sicher schon bei 8 angekommen. Der Bus fährt los und für mich keine Besserung. Das Terminal ist erreicht und für mich ist es fast unmöglich den Bus zu verlassen. Ich quäle mich ins Gebäude. Regine sieht schockiert aus und ich glaube Sie macht sich große Sorgen.

"Wie geht es Dir?" fragt Sie mit fast zitternder Stimme.

"Nicht gut" lautet meine Antwort. "Ich glaube ich brauche einen Arzt"

"Ich frag mal einen der Polizisten - es waren gerade zwei in Sichtweite - wo ich einen Arzt finden kann" sagte Regine und war auch schon in Richtung der Polizisten unterwegs.

"Einen Arzt gibt es derzeit hier im Flughafen nicht, nur eine Notfallambulanz und die, befindet sich in der anderen Halle. Wollen wir dahin gehen?" informierte mich Regine nach Ihrer Rückkehr.

"Ich denke mir bleibt nichts anderes übrig, ich brauche dringend irgendwas gegen die Schmerzen."

Mit ganz langsamen Schritten gingen wir zur Ambulanz. Nach einer kurzen Wartezeit waren wir auch schon im Sprechzimmer, allerdings war da keiner, der medizinische Kenntnisse hatte, aber es wurde mir vorgeschlagen einen Sanitäter holen zu lassen. Dem stimmten wir zu, verließen das Sprechzimmer und warteten in der Halle davor auf die Sanitäter. Es waren noch ein paar andere Fluggäste vor Ort, aber man konnte nicht erkennen, ob sie auch medizinische Hilfe brauchten.

Es dauerte nicht lange und drei Sanitäter kamen auf uns zu und fragten wer der Mann mit den Bauchschmerzen sei. Also meinten die mich und ich gab mich zu erkennen.

„Na dann lassen Sie mal hören, wo tut´s denn weh?" fragt der Größte von den Dreien.

„Hier oben rechts, ein in ständigen Wellen stechender Schmerz" erwiderte ich.

„Kann ich mal an der Stelle drücken - wird dann der Schmerz stärker?"

„Nein eigentlich gleich bleibend"

„Ich bin kein Arzt, aber nach Ihren Informationen und dem Schmerzbereich könnte es sein, dass Sie Gallensteine quälen."

„Gallensteine, was heißt das für mich?"

„Ich empfehle Ihnen nicht weiter zu fliegen, sondern das hier im Krankenhaus in Zürich überprüfen zu lassen. Wann geht Ihr Flug weiter?"

„In einer Stunde und 40 Minuten"

„Na das ist knapp, den Weiterflug werden Sie dann nicht mehr schaffen, wenn Sie weiter wollen, aber ich denke trotzdem es ist besser mit uns zu kommen."

„Ok, ich denke auch, dass die Reise so keinen Sinn macht, tut mir leid Regine"

„Ist schon in Ordnung, wichtig ist, dass es Dir bald wieder besser geht" antwortete Regine sorgenvoll.

„Können Sie noch bis zu unserem Fahrzeug laufen?"

„Das wird schon klappen, ich muss halt ganz langsam gehen."

„Ok, dann machen wir uns auf den Weg und in der Zwischenzeit veranlassen wir, dass die Fluggesellschaft informiert wird und sich um Ihr Gepäck kümmert."

„Danke"

Im Sanitätsfahrzeug angekommen, durfte ich mich zunächst auf die Transportliege legen und bekam ein Schmerzmittel. Der Fahrer und Regine stiegen vorne ins Fahrzeug, die anderen Beiden stiegen zu mir ins Heck des Transporters. Während der Fahrt wurde ich dann noch zu meinen persönlichen Daten und den mir bekannten Vorerkrankungen befragt. Die Schmerzen ließen nach und ein leichtes Gefühl der Entspannung umgab meinen Bauchraum.

Die Fahrt dauerte rund 40 Minuten und endete im Spital Bülach in Zürich. Ich wurde in der Notfallambulanz von sehr nettem Personal aufgenommen und es dauerte auch nicht lange bis eine junge Assistenz-Ärztin mich zu meinem aktuellen Befinden befragte. Die Beschwerden hielten sich in Grenzen.

„Am besten wir machen erst einmal eine Ultraschalluntersuchung, es deutet wirklich alles auf Gallensteine hin" so die Kurzdiagnose der Ärztin und kurze Zeit später war ich schon im Untersuchungszimmer.

Ich lag mit freiem Oberkörper auf dem Behandlungstisch und mit den Kommandos „Tief einatmen" und „weiteratmen" untersuchte die Ärztin jeden

Quadratzentimeter meines Bauchraumes. Die ganze Untersuchung dauert einige Minuten und brachte anscheinend aber doch kein zufriedenstellendes Ergebnis.

„Eigentlich dürften Sie keine Schmerzen haben, ich kann nichts entdecken, was auf Gallensteine hinweist. Ich denke wir sollten das noch einen erfahrenen Arzt anschauen lassen."

Mit diesen Worten beendete die Ärztin die Ultraschalluntersuchung. Sie brachte mich wieder in ein anderes Behandlungszimmer, wo Regine schon auf mich wartete.

„Und, was ist los? Kann man schon was sagen?"

„Ja, eigentlich nichts, auf dem Monitor war nichts von Gallensteinen zu sehen. Ich soll noch von einem erfahrenen Arzt mittels Ultraschall untersucht werden" erwiderte ich Regine mit noch immer leicht schmerzverzerrtem Gesicht.

„Wir müssen warten, bis der andere Arzt ins Spital kommt, das kann noch ein wenig dauern."

Auch in Zürich regnete es. Der Himmel zeigte sich grau, voll mit Wolken behangen, beim Blick aus dem Fenster. Es war schon fast Mittag und eigentlich sollten wir bald in Teneriffa ankommen. Eigentlich - ja, so ist manchmal das Leben – du hast einen Plan und kurze Zeit später ergibt sich eine ganz andere Situation mit der du überhaupt nicht gerechnet hast. Die Schmerzen waren zum Aushalten, aber trotz Schmerzmittel immer noch nicht weg. Die Zentrale des Krankenhauses hatte wie versprochen zwischenzeitlich die Fluggesellschaft über den Abbruch unserer Reise informiert und wir wurden informiert, dass unser Gepäck nach Nürnberg zurückgeschickt wird, wo wir es dann morgen oder übermorgen am Schalter der Fluggesellschaft abholen können. Regine und ich hatten uns in der Zwischenzeit auch schon damit abgefunden, dass wir den späten Sommer auf Teneriffa wohl jetzt nicht mehr erleben werden.

Nach gut zwei Stunden befand ich mich wieder im Behandlungszimmer mit dem Ultraschallgerät. Der erfahrene, etwas ältere Arzt begann mit seiner Arbeit. Die bekannten Kommandos „tief einatmen" und „weiteratmen" begleiteten erneut die Untersuchung und auch jetzt hatte ich den Eindruck, dass der Arzt nichts

Außergewöhnliches feststellen konnte. Nach geschätzten 4-5 Minuten Untersuchungsdauer wollte er schon mit einem Kopfschütteln die Untersuchung beenden, doch ich glaube mit der letzten Ansicht stoppte er den Vorgang und sagte:

„Halt, das ist ein heller Fleck im oberen Bereich der Leber, den muss ich mir nochmal genauer ansehen."

Er bewegte das Ultraschallgerät noch mehrmals über meinen Oberbauch, konnte aber außer einem hellen Fleck, keine weiteren Details erkennen.

„Da ist etwas, aber ich kann noch nicht sagen, was. Wir müssen eine CT-Aufnahme machen um eine genauere Diagnose erstellen zu können" lautete sein Abschlussbericht.

Es war in der Zwischenzeit 13 Uhr 30 geworden und immer noch keine Diagnose, was mit mir los ist. Gott sei Dank wurden die Schmerzen immer weniger. Die Medikamente zeigten nun doch langsam Wirkung. Das Patientenzimmer, in dem ich mich befand, wirkte zwar durch die vielen Blautöne bei Vorhängen und Möbel sehr beruhigend auf mich, aber trotzdem würde ich jetzt langsam gerne wissen, was mit mir los ist. Von Wohlfühlgefühl oder Urlaubsstimmung war nicht mehr die Rede. Die einzige Frage war für mich nur, wie es heute weitergeht. Müssen wir in Zürich bleiben, oder geht es irgendwie zurück nach Nürnberg. Teneriffa jedenfalls war abgehakt.

Eine junge Krankenschwester betrat das Patientenzimmer und als ob Sie Gedanken lesen konnte, fragte Sie mich direkt nach unseren Plänen zwecks unseres Verbleibes in Zürich oder Rückreise nach Nürnberg.

„Besteht denn die Möglichkeit, dass ich nach Nürnberg zurückfliege?" fragte ich Sie verunsichert.

„Ich habe in Nürnberg einen sehr guten Freund und der ist Professor der Chirurgie in der Universitätsklinik in Erlangen. Ich würde Ihn gerne anrufen und über meine Situation informieren. Das macht aber nur Sinn, wenn ich auch zurückfliegen kann und nicht stationär hierbleiben muss."

„Ich denke, einer Rückkehr nach Nürnberg steht nichts im Wege, aber das wird nachher die Frau Doktor mit Ihnen besprechen. Wir können jetzt schon mal nach einer Rückflugmöglichkeit im Internet schauen und bei Bedarf das auch sofort buchen. Danach können Sie mit mir zum CT und anschließend bespricht die Frau Doktor alles weitere mit Ihnen" war die Information, welche ich von der Krankenschwester bekam.

Zunächst suchten Regine und ich im Internet nach einer Rückflugmöglichkeit, so bald als möglich, nach Nürnberg. Bei Swiss Air wurde uns ein Flug von Zürich nach Nürnberg für 19:20 Uhr angeboten. Diese Möglichkeit konnten wir zunächst schon mal reservieren, was wir auch gleich taten. Unmittelbar darauf wurde ich von der Schwester zum Untersuchungsraum CT gebracht. Die Erstellung der Aufnahmen dauerte keine 10 Minuten. Danach ging es zurück in das Patientenzimmer, wo wir wieder in den Wartemodus aktiviert wurden.

Es war in der Zwischenzeit ca. 15 Uhr 30 geworden, als die Ärztin mit dem Befund der CT-Aufnahmen zu uns kam.

„Ja, ich habe keine so schöne Nachricht für Sie. Es ist zwar möglich, dass Sie noch heute Ihren reservierten Flug wahrnehmen und nach Nürnberg zurückkehren, aber die Aufnahmen zeigen uns nicht schönes. In Ihrer Leber befindet sich eine ca. 10 cm große Wucherung, welche wahrscheinlich für Ihre Schmerzen die Ursache ist. Wenn Sie mal schauen wollen..." sagte die Ärztin und gestattete mir einen Blick auf Ihren Monitor.

Sie zeigte mir die Umrisse der Leber und da war eine helle Beule an deren Oberseite zu erkennen, was mich an ein Hühnerei erinnerte, welches halb in der Leber steckt.

„Was das ist, können wir Ihnen noch nicht genau sagen, aber es gibt drei Möglichkeiten dafür:

1. es handelt sich um einen sogenannten Blutschwamm – das wäre nicht so tragisch oder
2. es ist ein gutartiger Tumor, der ist aber schon ziemlich groß und kann gefährlich werden oder

3. es ist ein bösartiger Tumor und dann ist das eine nicht schöne Angelegenheit

Wir können das nur an Hand einer Gewebeprobenentnahme ermitteln. Was sollen wir weiterhin für Sie tun?"

„Muss ich stationär hierbleiben?

„Wenn Ihre Beschwerden für Sie zum Aushalten sind, dann können Sie auch sofort nach Hause zurückkehren und alles weitere mit Ihrem Freund besprechen. Sofortige Maßnahmen sind jedenfalls nicht notwendig und mit Schmerzmitteln, lässt sich Ihr Wohlbefinden steuern. Einem Flug nach Hause steht also, wenn Sie es wünschen nichts im Weg."

„Dann denke ich werden wir heim fliegen" sagte ich zu Regine.

„Ich versuche mal Peter zu erreichen."

Ich hatte richtiges Glück im Unglück, denn es ist eigentlich sehr selten der Fall, dass ich bei Peter in der Klinik anrufe und er gleich ran geht.

„Was gibt es Großer?" war seine übliche Gesprächseröffnung.

„Ja, wie soll ich sagen. In der Kurzfassung, ich bin in der Klinik in Zürich, hab gerade eine Ultraschall- und eine CT-Untersuchung hinter mir und der Befund lautet ca. 10 cm große Wucherung in der Leber."

„Wie, was, in der Leber? Schon Gewebeprobe entnommen?"

„Nein, noch nicht, deswegen rufe ich Dich, was soll ich tun?"

„Sofort zurückkommen, ich kümmere mich darum. Kannst Du heute noch her kommen?"

„Äh, ich bin noch in Zürich und wir können frühestens heute Abend um 19:20 Uhr zurückfliegen und sind dann ca. 20:30 Uhr am Flughafen in Nürnberg."

„Dann mach das, ruf mich an wenn Du zurück bist und morgen früh bin ich ab 7 Uhr in der Klinik und Du kommst gleich in der früh zu mir. Übrigens lass Dir eine CD der Aufnahmen mitgeben, damit ich die gleich begutachten lassen kann"

„Ok, danke ich melde mich"

„Alles klar, mach´s gut mein Großer…" war unsere Korrespondenz.

Ja, Peter ist ein Arzt, mit wenigen Worten. Direkt, zielstrebig und ergebnisorientiert sind seine Attribute, aber für mich perfekt in der Ausübung seines Berufes. Wir kennen uns seit der 1. Klasse Grundschule, sind fast wie Brüder in den jungen Jahren aufgewachsen und haben gegenseitiges volles Vertrauen. Ich bin froh Ihn als meinen Freund an der Seite zu haben. Er kümmert sich darum und da ich bis dahin nicht wusste, was alles auf mich zukommt, war ich erst einmal etwas beruhigt. Peter hat mir im Alter von 30 Jahren schon den „Blinddarm" erfolgreich operiert und hat mich 2010 zu einem seiner besten Kollegen für eine minimalinvasive Darmoperation wegen Divertikulitis geschickt. Auch diese OP verlief sehr erfolgreich. Er ist wieder einmal für mich da – gut so.

Auch Regine war beruhigter als Sie das Gespräch mit Peter mitbekommen hat und wir bereiteten uns auf unsere Heimreise vor. Mein Wunsch eine CD der Aufnahmen mitzubekommen wurde erfüllt und mir ausgehändigt. Auch der Rückflug nach Hause war zwischenzeitlich für uns gebucht.

„Können Sie uns ein Taxi bestellen?" fragte ich die Krankenschwester.

„Selbstverständlich, das ist sicher in den nächsten 10 Minuten da."

„Vielen Dank."

Regine und ich saßen wortlos im Eingangsbereich der Klinik und warteten auf das Taxi. Irgendwie war mir im Moment auch überhaupt nicht nach reden und ich glaube Regine merkte das. Nicht einmal andere Menschen zu beobachten war eine Option in meiner aktuellen Verfassung. Eigentlich beobachtete ich sehr gerne Menschen, sitze dazu in irgendeinem Café und schaue was die Menschen so alles tun. Es ist interessant zu sehen wie fast Alle nur noch mit Ihrem Handy beschäftigt sind. Ich glaube eine Welt ohne Handy oder Smartphone wäre für viele mit Entzugserscheinungen verbunden. Naja, ich sollte nicht so denken, ich habe ja auch so ein Ding. Ja, nicht einmal zum Beobachten war mir zu Mute. Das heißt schon was.

„Tachxi bittää…" mit diesen Worten kam ein schlanker Mitdreißiger in den Eingangsbereich. Er hatte eine Fliegerjacke der US Armee an, das ist das einzige außer dem schweizerischem Dialekt, was mir aufgefallen ist. Wir folgten ihm zum Fahrzeug, luden unser Handgepäck in den Kofferraum und setzten uns auf die Rücksitze in den Mercedes.

„Wochin soll äs gähen?" war die unmittelbare Frage des Fahrers – ob ich den Dialekt so richtig schreibe weiß ich nicht, aber es hörte sich halt so an.

„Zum Flughafen"

„Alläs kchlar"

Da es schon nach 17 Uhr war, merkte man auch in Zürich schon den Feierabendverkehr, aber wir hatten noch genug Zeit um pünktlich am Flughafen anzukommen.

Unter anderen Umständen schaue ich mir gerne andere Städte an, auch wenn es nur eine Fahrt mit dem Taxi zu einem bestimmten Ort ist, aber heute hatte ich keinen Sinn für interessante Häuser oder andere Bauwerke. Meine Gedanken waren nur noch voll mit Fragezeichen unter dem Hauptthema: „Was passiert jetzt mit mir?"

Nach ca. 45 Minuten Fahrt sind wir am Flughafen und der Taxifahrer hält direkt vor dem Eingang „Abflüge – Departures".

„Ich bekchomme bittää Siebenundvirzich Cheuro achzich" - klingt einfach schön, wenn Schweizer reden.

„Kann ich bitte einen Beleg bekommen" antworte ich und halte Ihm mit den Worten „Ist gut so" einen Fünfzig Euroschein hin.

„Dankcheschön, aaber sichär" kam zurück.

Der Beleg war schnell erstellt und wir steigen aus dem Taxi. Der Fahrer gab uns noch unser Handgepäck und verabschiedete sich mit den Worten „Ich wünschä einen gchutn Fluch". Er stieg ins Auto und fuhr wieder los.

Was jetzt passierte habe ich nur noch im Zeitraffer mitbekommen, Check-In, Boarding, Heimflug und Ankunft in Nürnberg.

Wir verlassen das Flugzeug, steigen wieder in den Transferbus und werden zum Terminal gebracht. Durch den grünen Ausgang „Euro-Zone – zollfrei" gehen wir ins Flughafenterminal. Dort angekommen, hole ich erst einmal tief Luft und sage zu Regine:

„Das war mein kürzester Urlaub den ich hatte, wir sind schon wieder zurück". Ich versuchte dabei zu lachen.

„Ja, schade aber wir können es nicht ändern und jetzt müssen wir erst mal an Dich denken und das Beste daraus machen" antwortete Regine.

Mir tat das sehr leid, denn auch Regine hatte sich so wie auch ich auf diesen Urlaub gefreut. Wir verließen das Flughafengebäude, gingen direkt zum Taxistand und stiegen in das erste Fahrzeug. Nachdem wir die Zieladresse genannt hatten fuhr das Taxi los und brachte uns in ca. 15 Minuten nach Hause.

Dort angekommen hatte ich so eine richtige Leere in mir. In meinem Kopf war immer nur noch Platz für komplizierte Fragen, welche ich sowieso nicht beantworten konnte.

„Kann ich wieder gesund werden"

„Muss ich operiert werden"

„Was ist, wenn das bösartig ist"

Und auch die Frage:

„Werde ich sterben, ich bin doch erst 60" komplettierte das Angebot.

In der Wohnung angekommen hielten Regine und ich uns erst mal richtig im Arm und ich musste schon kämpfen, um die sich ankündigenden Tränen zu unterdrücken. Aber das darf ich jetzt keinesfalls zulassen, es steht eh noch nicht fest, was mit mir passiert. Meine Gedanken beruhigten sich und mein Kopf wurde langsam wieder klarer.

„Ich muss noch Peter anrufen" war mein Kommentar, als wir uns wieder von einander gelöst hatten.

„Mach das" war die Aufforderung von Regine.

Ich nahm das Telefon und drückte die Kurzwahltaste für Peters Rufnummer. Es zwar schon nach 21 Uhr 30, aber er wird bestimmt noch wach sein und auf meinen Anruf warten, dachte ich mir. Schon nach zweimaligem Klingeln, meldete sich seine Stimme kurz und knapp mit „Klein".

„Hi, Peter, wir sind zurück und wie versprochen, mein Anruf."

„Sag mal, was ist mit Dir los, wie ist das passiert? Ihr ward doch auf dem Weg nach Teneriffa. Hast Du die CD dabei?" eine Begrüßung, welche gleich alle wichtigen Fragen beinhaltet.

Ich begann zu erzählen wie alles geschah, ohne viele ausführliche Details, denn das ist nicht die Welt von Peter. Ausführungen müssen knapp, aber zielgenau und informativ sein.

„Ich bekam am Flughafen in Nürnberg schon in der Abflughalle immer wieder Schmerzen im rechten Oberbauch. Es verging zum Teil wieder, kam aber in Schüben sehr häufig auch während des Fluges nach Zürich zurück. Am Flughafen in Zürich hatten wir einen geplanten Zwischenstopp und ich hatte große Probleme das Flugzeug zu verlassen und im Transferbus waren die Schmerzen so stark, dass ich gezwungen war nach einem Arzt im Flughafen zu fragen" so meine kurze Zusammenfassung.

„Sanitäter brachten mich ins Spital nach Bülach, wo erst zweimal Ultraschalluntersuchungen durchgeführt wurden und dann noch ein CT. Der Verdacht war zuerst auf Gallensteine gerichtet. Aber dann hatte der zweite Arzt, welcher den erneuten Ultraschall durchgeführt hatte, einen hellen Fleck auf der Leber entdeckt und das CT veranlasst. Das Ergebnis: keine Gallensteine, aber eine knapp 11 cm große Wucherung in der Leber – kann man gut sehen" war der Rest meines Rapports.

„Ok, wir sehen uns morgen Früh in der Klinik und dann sehen wir weiter. Hey, mach`s gut und schlaf ruhig. Wir machen das schon, ok?" sagte Peter und wir beendeten das Gespräch.

Regine und ich waren von den Ereignissen ganz schön geschafft. Wir beschlossen für diesen Abend nicht mehr von der Diagnose zu reden, legten uns ins Bett und wollten eigentlich nur noch schlafen.

„Gute Nacht, ich hab Dich sehr lieb…" hauchte Regine mir ins Ohr „…es wird alles gut werden"

„Gute Nacht, ich liebe Dich auch sehr und egal was kommt ich werde das überstehen, das verspreche ich Dir" war mein Versuch, zur Nachtruhe beizutragen.

„Eigentlich nur schlafen…" hört sich leicht an, aber in so einer Situation ist das gar nicht so einfach. Ein Gedanke jagte den anderen, eine Frage folgte der Nächsten und ich glaube, wenn Gedanken automatisch schriftlich fixiert werden könnten, ohne die einzelnen Worte schreiben zu müssen, dann wäre alleine in dieser Nacht ein Meisterwerk der Verzweiflung in meinem Kopf entstanden. Ich denke es war gegen 3 Uhr morgens als ich endlich einschlief.

Um 6 Uhr 30 machte sich mein Wecker bemerkbar. Er beginnt leicht zu Summen wird aber mit einer konstanten Lautstärkesteigerung immer lauter und spätestens nach einer Minute muss man das Ding abschalten, sonst wird man gleich am Morgen verrückt. Ich ließ es nicht soweit kommen. Schon beim leichten Anfangsgeräusch werde ich in der Regel wach und schalte die Geräuschkulisse ab. Regine war auch sofort wach.

„Guten Morgen, hast Du gut geschlafen?"

„Naja, so ab 3 Uhr etwa schon…

„Ich konnte auch nur ganz schlecht schlafen, aber so lange war ich Gott sei Dank nicht wach" – „Wie geht es Dir?"

„Ach, was soll ich sagen, ich weiß eigentlich gar nicht so recht was los ist und warte jetzt mal ab was Peter mir heute sagt."

„Ok, dann lass uns erst mal frühstücken" war die angenehme Aufforderung von Regine.

Gesagt, getan und ich hatte nicht verlernt ein gutes Frühstück mit Kaffee, Ei, Schinken und Käse zu genießen. Auch fast frische Brötchen waren im Angebot, die hatten wir am Vorabend aus der Tiefkühlung genommen. Nach dem Frühstücken ging mein Tagesablauf ganz normal weiter, mit Toilette, Duschen und Ankleiden. Kurz vor halb 8 Uhr waren wir startklar für den Weg zur Uniklinik in Erlangen. Der Verkehr war normal und in Erlangen angekommen, hatten wir Glück, dass wir auf dem Kurzdauerparkplatz in der Nähe der Chirurgie noch einen freien Platz bekamen. Ab 8 Uhr ist das Parkplatzfinden ein absolutes Glücksspiel. Kurz vor 8 Uhr waren wir am Empfang am alten Eingangsportal zur Chirurgie, wo wir nach Peter frage sollten. Er holt uns dort ab.

Die Klinik befindet sich zur Zeit in einem totalen Umbau, ein Gebäude wurde zwischen den einzelnen Trakten abgerissen und der Neubau auf dem frei gewordenem Platz war schon als Baugrube mit im Bau befindlichem Fundament zu sehen. Dadurch herrschte natürlich ein gewisses Chaos auf der Gesamtbaustelle der Klinik.

„ Wir möchten gerne zu Prof. Klein, können Sie Ihn anrufen" bat ich höflich den Mann am Empfang.

„Selbstverständlich gerne, einen Moment bitte…" er wählte über das Haustelefon eine Nummer, hatte wahrscheinlich Peter an der Leitung und meldete sich zurück mit den Worten: „Er kommt".

Neben dem Empfang ist eine Art Aula mit einer im Zentrum befindlichen Treppe nach oben. Über diese Treppe „schwebte" Peter schon ein paarmal mit geöffnetem weißen Arztkittel auf mich zu, denn wenn ich Ihn besuchte, holte er mich immer dort ab. Ja, wenn ich meinen Freund so als „Halbgott in weis" in seiner Welt sehe, dann kann man schon verstehen, dass nicht nur Studentinnen von Ihm schwärmen, auch manch eine Schwester könnte da, denke ich, schwach werden. Ich habe Ihn schon ein paarmal diesbezüglich befragte, aber er gibt auch mir zu diesem Thema keine klare Auskunft. Die „ärztliche Schweigepflicht" sollte einfach nicht unterschätzt werden.

Auch heute dauerte es nicht lange und Peter „schwebte" die Treppe herunter.

„Hey, guten Morgen, was machst Du denn für Sachen…" begrüßte uns Peter und umarmte zuerst Regine und dann mich.

„Dann kommt mal mit, wir haben schon alles vorbereitet. Hast Du die CD dabei?

„Na klar, mal schauen, was sie Dir sagt" erwiderte ich und gab Peter die CD.

Auf dem Weg zum Behandlungszimmer herrschte ein gegenseitiges Schweigen. Ich glaube niemand wollte jetzt noch irgendeinen Kommentar abgeben. Dort angekommen, steuerte Peter sofort einen Schreibtisch mit PC an und legte die CD in den Rechner. Zur Unterstützung hatte er schon einen Kollegen (Radiologen) herbeigeholt. Die beiden studierten die Aufnahmen, sprangen zwischen den Bildern am Bildschirm hin und her und schüttelten ab und zu den Kopf.

„Ach du Sch…, was hast Du Dir denn da eingefangen…" fragte mich Peter entsetzt, als er sich zu mir umdrehte. Ohne eine Antwort von mir abzuwarten setzte er fort:

„Wir nehmen bei Dir jetzt noch Blut und schauen nach Tumormarkern, dann werde ich mit meinen Kollegen alles Weitere besprechen und ich informiere Dich Heute Abend, was zu tun ist. Wenn Du willst kannst Du nach der Blutabnahme nach Hause fahren."

„Ok, das ist gut so, ich glaube so ein Tag Ruhe, tut uns ganz gut"

Eine etwas ältere Krankenschwester nahm mir noch Blut ab und wir verabschiedeten uns von Peter und seinem Kollegen.

„Dann bis heute Abend, Du meldest Dich ok?"

„Ich melde mich" versprach mir Peter.

Regine und ich verließen die Klinik. Gegenüber vom Parkplatz befindet sich noch ein kleines Café und wir beschlossen es vor der Heimfahrt aufzusuchen und eine Tasse Cappuccino zu trinken. Ein kleines Gebäck musste natürlich auch sein, so als sehr kleiner Urlaubsersatz.

Der Cappuccino war lecker und so konnte die Fahrt nach Hause angetreten werden. Nach knapp einer halben Stunde waren wir daheim. Der Tag brachte nichts mehr Aufregendes oder Erwähnenswertes, ein bisschen Fernsehen und Warten auf das Gespräch mit Peter. Peter kam nach der Arbeit bei uns zu Hause persönlich vorbei. Es war ca. 17 Uhr als er an der Tür läutete.

„Nun ja, das Ganze sieht nicht sehr toll aus…" war sofort seine informative Begrüßung.

„Um exakt festzustellen, was es ist, wäre eine Gewebeentnahme notwendig."

„Ja, das hatten die in Zürich auch schon gesagt."

„So, dann zur Aufklärung. Bei einer Gewebeentnahme gibt es auch Risiken, wobei zum Beispiel bösartiges Gewebe mit anderem Gewebe in Berührung kommen kann. Zusammenfassend kann ich sagen:

1. Wenn es ein Blutschwamm ist, ist der schon sehr groß und die Empfehlung ist, diesen zu entfernen, da er noch größer werden kann.
2. Wenn es ein gutartiger Tumor ist, sollte der auch entfernt werden aus dem gleichen Grund wie beim Blutschwamm.
3. Und wenn es ein bösartiger Tumor ist, dann muss er entfernt werden, da bleibt nichts anderes übrig.

So sieht es aus mein Junge…"

„Ich verstehe Dich richtig, egal was es ist, Du empfiehlst mir das Ding zu entfernen, warum soll dann noch eine riskante Gewebeentnahme erfolgen? Dann doch gleich raus das Ding, oder?"

„Ja, Du hast Recht, es macht keinen Sinn eine Gewebeentnahme durchzuführen, da es eigentlich auch nicht nach Blutschwamm aussieht, aber ich muss das doch mit Dir erst besprechen."

„Also gut, ich vertraue Dir, wie immer, dann mach das weg und zwar so schnell wie möglich."

„Das wird aber eine Hammeroperation, nicht vergleichbar mit deiner Darm-OP".

„Na und, erstens schlafe ich, während Du das machst und zweitens, was habe ich für eine Alternative?"

„Ja, das stimmt, also ich kümmere mich um einen Termin und gebe Dir Bescheid."

Peter wollte nicht länger bei uns bleiben, er musste noch in sein Aikido Training und macht sich auf den Weg.

Ok, ich bin also ein Krebspatient und werde operiert.

Einen Montag mit so vielen Ereignissen hatte ich schon lange nicht mehr erlebt. Das Wellenbad der Gefühle hat sämtliche Möglichkeiten genutzt um mich einen absolut aufregenden Tag durchleben zu lassen… - Urlaubspläne mit Sonne – Aufsuchen einer Klinik mit Abbruch des Fluges – Diagnose einer nicht so einfachen Erkrankung – kurzfristig durchzuführende Operation - …das ist schon eine ganze Menge.

Gott sei Dank war heute Dienstag und der Alltag des normalen Lebens kehrte nach dem Frühstück zurück. Allerdings hieß es jetzt einige Telefonate zu machen. Zuerst musste ich meine Mutter informieren. Sie dachte sicher, dass wir schon die Sonne der Kanaren genießen würden und wird total schockiert sein, wenn Sie hört was passiert ist. Aber sie hat auch das Recht zu erfahren, was mit mir los ist. Es ist 9:00 Uhr, noch eine gute Zeit sie zu erreichen. Ab 10 Uhr wird es nämlich kritisch, sie ans Telefon zu bekommen, denn da ist sie häufig schon irgendwo im Ort unterwegs um die benötigten Kleinigkeiten fürs Leben zu besorgen. Meine Mutter ist 84 Jahre alt und hat starke Osteoporose, was sie aber fast nicht einschränkt. Im Gegenteil, gerade deswegen ist sie viel auf den Beinen und marschiert mit ihrem Rollator sehr zielstrebig umher. Ich finde das gut, vor allem, dass sie die Nutzung ihres Rollators so positiv angenommen hat, das macht nicht jeder so bedenkenlos. Ich frage sie immer, ob sie wieder mit Ihrem „Ferrari" unterwegs war und das findet auch sie ganz lustig.

Nach mehrmaligem Läuten des Telefons nimmt meine Mutter den Hörer ab und ich vernehme ihre traditionelle Begrüßung am Telefon:

„Ja, bitte"

Meine Mutter meldet sich nicht mit ihrem Namen und wartet darauf, dass sich fremde Personen zu erkennen geben. Wer nicht sagt, wer er ist, hat Pech, denn dann legt meine Mutter den Hörer wieder auf. „Wenn jemand bei mir anruft, der mich kennt, dann weiß er auch, dass ich es bin, alle anderen interessieren mich nicht" ist ihr Kommentar zu diesem Thema. Das ist meines Erachtens gar nicht so falsch, mich erkennt sie ja sogar an meiner Stimme.

„Guten Morgen, ich bin es…" weiter konnte ich gar nichts sagen, schon war zu hören:

„Du, Klaus, seid Ihr gut angekommen, wie geht es Euch? Alles gut?"

„Äh, ja wir sind wieder zurück in Fürth, wir mussten den Hinflug beim Zwischenstopp in Zürich abbrechen"

„Wann seid Ihr in Fürth und was ist mit Zürich?"

Meine Mutter hört etwas schwer und manchmal kommen dann halt kleine Missverständnisse auf. Um diese jetzt zu beseitigen wiederholte ich nochmal ganz langsam und etwas lauter meine Information.

„Wir sind zurück in Fürth, nicht auf Teneriffa, wir mussten gestern in Zürich umkehren und nach Hause fliegen"

„Ihr seid wieder zurück? Wieso? Was ist passiert?" Ihre Stimme klang leicht entsetzt.

Ich erzählte meiner Mutter in einer knappen Zusammenfassung, warum wir unsere Reise abgebrochen haben und vermied es jetzt schon von Leberkrebs zu sprechen. Ich richtete das Gespräch auf die mir bevorstehende Operation aus und dass dann eigentlich erst festgestellt werden kann, wie schwerwiegend die Krankheit ist. Ich wollte meine Mutter einfach nicht zu stark beunruhigen. Es reicht ja schon die Information darüber, dass ich operiert werden muss.

„Ach Gott, Klaus!" war Ihre Antwort - „Was musst Du noch alles durchmachen. Jetzt, wo Du endlich wieder glücklich bist, geht es schon wieder los…"

Sie meinte damit die schlimme Zeit für mich, bevor ich Regine kennengelernt habe. Ich war ja schon zweimal verheiratet und beide Ehen endeten für mich eigentlich in einer Katastrophe. Meine erste Ehe hatte sich irgendwie auseinandergelebt (was ja in letzter Zeit sehr häufig vorkommen soll). Es war damals sehr schlimm für mich, aber mir blieben ja immer noch aus dieser Ehe jetzt zwei erwachsene Kinder und wie heißt es so schön… „Die Zeit heilt Wunden". Der Kontakt mit meinen beiden Kindern war nicht immer der beste, aber ich habe mich immer an meiner zwar etwas eigenen aber mir sehr hilfreichen Philosophie festgehalten:

„Mir ist es lieber ich sehe meine Kinder selten, als dass ich sie einmal im Monat im Gefängnis besuchen darf."

Sie haben beide eine gute berufliche Ausbildung durchgeführt, sind beide sehr selbstständig und darauf bin ich auch sehr stolz. Mein Sohn ist Informatiker und arbeitet bei einem Freund in dessen kleiner Firma mit und meine Tochter ist verbeamtete Grundschullehrerin. Ich habe ihr bei der Zusage als „Beamte auf Lebenszeit" herzlich gratuliert und gesagt:

„Gott sei Dank, jetzt ist endlich meine Rente gesichert. Du bist in der Lage mich zu ernähren."

Ich denke, sie hat mich nicht ganz ernst genommen, denn sie hat nur hämisch gelacht.

An dieser Stelle könnte ich jetzt gut einen Smiley platzieren…

Meine zweite Ehe war nur von kurzer Dauer. Ich lebte zwar 16 Jahre mit meiner zweiten Frau Melanie zusammen, aber davon waren wir nur gut 2 Jahre verheiratet. Melanie war 15 Jahre jünger als ich und hatte für mich glücklicherweise keinen Kinderwunsch mehr. Das Leben mit Ihr begann sehr zurückhaltend, hatte viele Höhen und Tiefen, aber irgendwie wuchsen wir im Lauf der Jahre immer enger zusammen. Wahrscheinlich heirateten wir deshalb auch erst nach 14 Jahren Zusammengehörigkeit. Leider hatten wir eine nicht überwindbare teuflische Hürde als Last zu tragen. Melanie war sehr depressiv und diese Depression endete am 22.12.2014 mit ihrem Suizid. Auch wenn ich alleine über diesen Zeitabschnitt meines Lebens, über die Problematik dieser Krankheit, umfassend schreiben könnte, will ich das nicht tun, denn ich bin froh, diese Vergangenheit verarbeitet zu haben und möchte nicht mehr im Detail daran erinnert werden.

Ein halbes Jahr vor dem Suizid von Melanie hatten wir noch miterlebt, wie mein „Gartenparadies" – hierbei handelt es sich um ein Grundstück in Nürnberg-Almoshof – bis auf den Erdboden abgebrannt ist. Es war genau am 21.06.2014, drei Wochen nachdem ich geäußert hatte: „Jetzt ist alles so aufgebaut, wie ich es gewollt habe…"

Ich habe das Grundstück mit Melanie im Jahr 2007 käuflich erworben. Es handelt sich um Ackerland im Außenbereich, also nicht bebaubar. Allerdings befindet sich ein kleines Steinhaus auf dem Grundstück, das zwar nicht genehmigt ist, aber in der Zwischenzeit von der Behörde geduldet, da es schon sehr lange steht. Im Lauf der Jahre habe ich das Grundstück als „Freizeitparadies" für mich und meine Freunde deklariert. Es befand sich ein Pool, ein Whirlpool, eine Bar und als Hauptattraktion ein Profikicker in der Anlage. Es war also kein Schrebergarten wie üblich mit Tomaten und Gemüse, sondern das Feiern von Partys und Festen war dort angesagt. Sogar die Rockband meines Sohnes Dominic „Blindhouse" hatte dort mehrmals tolle Live-Auftritte. Ein großer gemauerter Grillplatz und eine große Feuerschale sorgten oft für das leibliche Wohl und die romantische abendliche Stimmung. Kurz gesagt, dieser „Garten" war für uns schon ein sehr positiver Teil des Lebens.

Das alles war total vernichtet und verbrannt. Der Abend der Katastrophe war der Abend, als Deutschland bei der Fußball-Weltmeisterschaft gegen Ghana ein jämmerliches 2:2 erreichte. Melanie und ich waren bei Freunden zum Geburtstag eingeladen. Das Haus unserer Freunde liegt ca. 300 Meter Luftlinie entfernt von unserem Grundstück und als wir gegen 19:30 Uhr die Rauchwolken aufsteigen sahen, sind wir sofort los und mussten uns dann das Drama des Brandes hinter der Absperrung der Feuerwehr live ansehen. Es waren brutale Gefühle, welche ich durchlebte. Beim Anblick der fast 20 Meter hohen Flammen standen wir in sicherer Entfernung, haben uns umarmt und haben geweint. Meine Tochter Jasmin wollte gerade ihre Freundin besuchen, welche ganz in der Nähe wohnte, als auch sie die Rauchwolken sah und sofort Richtung Garten weiterfuhr.

„Papa, Gott sei Dank Dir ist nichts passiert…" waren ihre Worte als sie uns hinter der Absperrung der Feuerwehr sah. Sie war auch sehr aufgeregt und besorgt. Nachdem sie festgestellt hatte, dass mit mir und Melanie alles ok war machte sie sich auf den Weg zu ihrer Freundin. Auch wir verließen wieder den Ort des Grauens, wir konnten ja eh nichts mehr machen. Zurück bei unseren Freunden, war das Abendthema dann nur noch das Feuer und was alles hätte passieren können. Das Spiel Deutschland gegen Ghana war fast uninteressant.

Warum um alles in der Welt muss so etwas passieren? Die Lösung erfuhren wir dann einige Tage später… - der Gartennachbar hatte nachmittags gegrillt und die restlich Grillkohle auf dem Kompost, welcher an unser Grundstück grenzt, entsorgt. Bis zum Abend hat die noch glimmende Kohle das Riesenfeuer entfacht. Das beweist wieder einmal: „der Dummheit sind keine Grenzen gesetzt". Wie gesagt, so ein Feuer live zu erleben ist schon heftig, aber schon kurz nach dem ersten Entsetzen, noch während die Feuerwehr am Löschen war, sagte ich zu Melanie:

„Alles Schlimme hat auch etwas Gutes, Du wirst sehen, in 2 Jahren lachen wir darüber…"

Ich glaube Melanie hat mich in diesem Moment überhaupt nicht verstanden und antwortete verzweifelt:

„Wie kommst Du jetzt auf so einen Gedanken?"

Ich wollte nur diese momentane sehr negative „Welt" mit ihr verlassen und an schönere Dinge erinnert werden und festhalten. Leider hatte sie in Ihrem Leben diese Fähigkeit nicht erhalten, was letztendlich auch zu ihrer lebensbeendenden Entscheidung geführt hat.

Nach ihrem Tod war ich auch sehr zerstört und habe intensive Zweifel an positiven Dingen im Leben gehabt, aber irgendwie gab mir eine innere Stimme immer wieder Befehle mich wieder dem Leben zu widmen. In der Firma war ich nicht mehr gegenwärtig, was Gott sei Dank keine größeren Probleme zur Folge hatte. Mein Freund und Geschäftspartner Fritz managte alles so, dass der Geschäftsbetrieb weiterhin funktionierte. Ich selbst machte erst mal drei bis vier Monate nichts, es wäre auch nicht möglich gewesen.

Ab dem Frühjahr (nach Melanies Tod), habe ich dann angefangen, die verbrannte Oase der Ruhe (Naja, wenn mal nicht gefeiert wurde, trifft das schon zu) für mich wieder aufzubauen. Ungefähr ein ganzer LKW mit Holz, ein LKW mit Steinen und noch sonstiges Baumaterial halfen mir bis Herbst 2015 mich zu regenerieren, neuen Lebensmut zu schaffen und ein neues „Freizeitparadies" herzustellen. Mit mir ging es wieder aufwärts.

All diese Erlebnisse, denke ich, meinte meine Mutter, als sie sagte:

„Was musst Du noch alles durchmachen…"

Ja, das Leben ist nicht einfach steuerbar, es passieren immer wieder Dinge, worauf man nicht gut vorbereitet ist und immer wieder gibt es neue Risiken und Aufgaben, die es zu lösen gilt. Aber ist denn nicht das ganze Leben schon ein Risiko? – ich finde trotz allem ein spannendes und schönes.

Mir stand ja jetzt eine, wie Peter sagte, „spannende" Operation bevor und ich bin auf heute Abend neugierig, denn da erfahre ich von meinem Chirurgen, wann er mich unters Messer nimmt. Zunächst aber habe ich das Telefonat mit meiner Mutter mit noch ein paar von ihr entgegengenommenen Ratschlägen und allgemeinen Empfehlungen zu Ende gebracht und wollte als nächstes meine Schwester anrufen. Angelika, eigentlich von jedem nur kurz Geli genannt, wohnt mit ihrem Mann Piero in Italien. Sie ist ebenfalls zum zweiten Mal verheiratet. Auch ihre beiden Kinder Carolin und Philip leben nahe bei ihr in der Traumregion. Ein Wohnsitz am Gardasee hat schon was und auch ich habe schon die Lebensart auf diesem schönen Fleck der Erde zu genießen begonnen. Allerdings vermeide ich es, während der Touristenhochzeit dort hin zu reisen. Genießen kann man nur, wenn der große Rummel vorbei ist, also zwischen Ostern und Pfingsten und dann wieder ab dem Ende der Schulferien, so ab Mitte September.

Auch das Telefonat mit meiner Schwester war von Entsetzen und voller Sorgen geprägt. Piero und Geli wünschten mir alles Gute für den Verlauf der Operation und ich soll sie doch informieren, wie alles so weitergeht.

Es war schon fast Mittag, als ich mich entschied noch ins Büro zu fahren und auch Fritz zu informieren. Auch er hatte im Herbst diesen Jahres zwei schwere Operationen hinter sich gebracht und ist erst seit kurzem wieder mit dabei. Auch Fritz wurde von Peter und seinem Team in der Uniklinik Erlangen operiert und bestens von ihm versorgt. Es ist schon toll, wenn man einen Freund als Stationsarzt in einer großen Universitätsklinik hat.

„Guten Morgen, oder fast schon Mahlzeit, wir sind zurück und ich werde Dein Bett in der Uniklinik für mich benötigen…" war meine Begrüßung an Fritz.

„Was ist los mit Dir und warum bist Du wieder da?" Fritz sah mich fragend an.

Wir machten uns erst mal eine Tasse Kaffee und ich erzählte auch Fritz, wie es zu unserer Rückkehr kam. Die bevorstehende Operation war dann auch für ihn die Erklärung, warum ich sein Bett in der Klinik beanspruche. Nach knapp einer Stunde verließ ich das Büro und machte mich wieder auf den Heimweg. Regine hatte zwischenzeitlich auch schon ihre Familie informiert. Wir machten dann noch ein paar Besorgungen, denn der Kühlschrank war ja urlaubsmäßig noch leer und genossen bei unserer Rückkehr eine Tasse Kaffee mit Kuchen. Jetzt musste sich nur noch Peter melden und der Tag kann mit ein bisschen Fernsehen beendet werden. Gegen 19 Uhr kam dann sein Anruf und er informierte mich über den geplanten Ablauf:

„Du kommst am Dienstag, den 06.12.2016 zu uns in die Klinik und gehst zur Anmeldung in der Chirurgie. Dort ist alles vorbereitet und du bekommst die Info, wo Du dich im Bettenhaus melden sollst. Am Dienstag wird dann alles für die OP vorbereitet und am Mittwoch kommst Du gleich in der Früh dran. Ich habe für die Entfernung des Tumors mit Prof. Dr. (der Name ist mir entfallen) unseren Leberspezialisten und unseren Klinikchef das beste Team bekommen. Wir machen das mit Sicherheit sehr gut. Sinnvoll wäre, wenn Du noch vorher eine Magen und Darmspiegelung machen lässt, nicht dass dann dort auch noch Auffälligkeiten sind."

Ja kurz, knapp und zielorientiert sind die Anweisungen meines Freundes.

„Ich rufe Manfred an, ich hoffe er kann mich noch mit dazwischenschieben" antwortete ich Peter.

„Gut so. Dann bis demnächst." Ende des Telefonats.

Manfred ist auch ein guter Bekannter von mir und ist mit eigener Praxis Internist in Nürnberg. Er führt in seiner Praxis auch Darmspiegelungen durch und auch ich wurde schon mehrfach von ihm untersucht. Manfred ist auch mein Hausarzt.

Der Tag neigte sich dem Ende zu und obwohl ich eigentlich nichts Besonderes getan habe, war ich erstaunlich müde. Regine ging es ähnlich, und so gingen wir ziemlich bald schlafen.

Am nächsten Morgen, es war schon wieder Mittwoch, versuchte ich als erstes bei Manfred in der Praxis einen Untersuchungstermin zu bekommen. Ohne große Probleme wurde ich für Mittwoch, 30.11.2016 um 8 Uhr terminiert. Meine Schmerzen waren seit gestern eigentlich auch ohne Schmerzmittel wie weggezaubert und ich fragte mich schon, ob das alles so seine Richtigkeit hat. Aber beim nochmaligen Betrachten der Bilder auf der CD aus Zürich war immer noch deutlich die helle Beule am oberen Leberrand bis in die Mitte erkennbar. Die Leber ist schon ein einzigartiges Organ. Sie erzeugt, so wurde mir gesagt, überhaupt keine Schmerzen und kann sich innerhalb von 2 Jahren vollständig regenerieren. Das ist natürlich auch eine wichtige Information für mich gewesen, denn es ist geplant bei der Operation ca. ein Drittel meiner Leber zu entfernen. Nun ja, wenn sie wieder nachwächst, ist das eigentlich gar nicht so schlimm. Ich habe jetzt schon meinen Wurmfortsatz abgegeben, ca. 50 cm von meinem Dickdarm, dann werde ich es auch verkraften mich von Teilen meiner Leber zu trennen, versuchte ich mich zu motivieren. Wie Peter schon gesagt hat, es wird schon alles gut gehen.

Die nächsten Tage verbrachten Regine und ich relativ normal und ohne besondere Ereignisse. Bis Freitag waren wir in Fürth und am Wochenende fuhren wir dann nach Höchberg. Regine wohnte bis November in Höchberg und ist eigentlich erst im Oktober zu mir nach Fürth gezogen. Wir wollten beide das ewige Pendeln zwischen Fürth und Höchberg beenden und so hat sich Regine zu meiner größten Freude entschieden zu mir nach Fürth zu ziehen. Regine habe ich im August 2015 über das Online Portal „Parship" kennengelernt und schon schnell hat sich mir gezeigt, dass ich mit ihr einen „Volltreffer" gelandet habe. Schon beim ersten Date am Sonntag, den 06.09.2015 habe ich mir gedacht: „Sie ist sehr hübsch, intelligent und sehr liebevoll". Klaus da musst du „zugreifen" war mein Gedanke und habe auf Erfolg gehofft. Wie man sieht hat es hervorragend geklappt und ich bin darüber sehr glücklich. Jetzt also wohnt Regine seit ein paar Tagen in Fürth, hat eine neue Arbeitsstelle und darf mich dann demnächst in Erlangen in der Klinik besuchen. Das ist auch nicht so ganz einfach, diese Herausforderungen zu meistern. Aber Regine hat es erstklassig geschafft.

Am Mittwoch fuhr ich mit Regine zu Manfred in die Praxis. Ich konnte nicht selbst fahren, denn die Spiegelung ließ ich unter Vollnarkose durchführen, denn so spannend finde ich es auch nicht wenn da jemand mit einer Kamera am Stiel meinen Darm von Hinterausgang aus begutachtet. Aus diesem Grund muss man dann von der Praxis wieder abgeholt werden und darf nicht selbst mit dem Auto fahren. Gegen Mittag war alles erledigt und mit der Information, „soweit ist alles ok" von Manfred machten wir uns wieder auf den Heimweg. Zur Stärkung gönnten wir uns am Nachmittag wieder Kaffee mit Kuchen, wir genießen das einfach gerne. Die restliche Zeit bis zum Dienstag verlief recht entspannt und normal. Die Klinik erwartete mich um 13 Uhr.

Da es nicht untersagt war, frühstückten wir noch sehr ausführlich mit Spiegelei, Schinken, Käse, Marmelade, Honig, frischen Brötchen und natürlich Kaffee, bevor es nach Erlangen ging. Meine Tasche hatte ich schon am Vorabend gepackt und die gesamte Situation erschien eigentlich sehr entspannt, bis auf mein beunruhigt fragendes Gefühl…

„ Was kommt jetzt auf mich zu?"

Die Gedanken spielen da schon ein wenig verrückt und es war schon anstrengend nach außen hin ruhig zu bleiben. Mit den beiden logischen Gedanken habe ich es dann doch geschafft..

„Wenn alles gut geht, hast Du es auch fast geschafft…"

„Und wenn es schief geht? Naja, dann merkst Du es wenigstens nicht…"

Klingt zwar heftig, aber genauso ist es. Ich konzentrierte mich auf die erste Variante, was wieder das volle Vertrauen in Peter und sein Können als Ursache hatte.

Den Weg zur Klinik nach Erlangen bin ich selbst gefahren, aber die Fahrt dorthin habe ich genauso wenig registriert wie damals die Fahrt mit dem Taxi vom Spital in Bülach zum Flughafen in Zürich. Alles war so unwesentlich und erst im Parkhaus auf dem Unigelände waren meine Gedanken wieder auf „normal" eingestellt. Regine hat auch während der Fahrt kaum etwas gesagt, wahrscheinlich erging es ihr ähnlich. Vom Parkhaus zur Anmeldung in der Chirurgie sind es ca. 200 Meter vorbei an den Lehrsälen und der „Palmeria". Das ist die große Kantine der Uni für Ärzte, Pflegepersonal und Studenten. Obwohl die Gedanken wieder fast klar waren, fühlte es sich für mich an, wie der Weg ins Ungewisse. Ich dachte auch kurz „Schlachthof", aber das ist dann doch zu arg.

An der Anmeldung war kein Warten notwendig, wie bei der Zentralen Anmeldung der Medizinischen Klinik im anderen Bau, ich kam sofort dran. Ich legte der Dame meine Versicherungskarte und den Überweisungsschein vom Hausarzt hin und nach kurzer Zeit bekam ich eine Mappe mit verschiedenen Dokumenten zurück. Allerdings musste ich gleich noch ein paar Formulare davon vor Ort unterschreiben. Ich bin als Basis gesetzlich krankenversichert, habe aber noch eine private Zusatzversicherung für Ein-Bett-Zimmer und privatärztlich Versorgung, was ich jetzt wieder einmal gut gebrauchen kann. Ich habe nämlich keine Lust dazu, wenn ich krank bin, mein Zimmer mit anderen Personen, welche vielleicht noch kränker sind als ich, oder eventuell sogar noch dauerhaft und laut schnarchen, zu teilen. Ich buche ja, wenn ich gesund bin, für meine Urlaubsreise auch nicht eine Jugendherberge mit Mehrbettzimmer. Für diesen kleinen Luxus waren die zu unterschreibenden Dokumente.

„Bitte gehen Sie rüber zum Bettenhaus durch den Gang im Untergeschoss. Mit dem Lift fahren Sie dann in den dritten Stock und melden sich am Stationszimmer. Ich wünsche Ihnen alles Gute..." waren die Worte der Dame am Empfang zum Abschluss.

Regine und ich machten uns auf den Weg und haben kurz darauf das Ziel erreicht. Am Stationszimmer angekommen wurden wir sehr nett empfangen und ich wurde gebeten im Wartebereich Platz zu nehmen, denn mein Einzelzimmer ist noch nicht fertig für mich. Wir können uns gerne an der Theke mit Kaffee, Tee oder Mineralwasser bedienen, falls wir etwas zu trinken wünschen. Nach ca. 20 Minuten wurde ich abgeholt zur Blutabnahme und Messung des Blutdruckes, eine Prozedur, welche ich die nächsten Tage regelmäßig über mich ergehen lassen musste. Auch die Körpertemperatur wurde täglich gemessen. Wieder zurück im Wartebereich war erneutes Warten angesagt. Dann endlich, so nach einer weiteren Stunde sollte ich der Schwester zu meinem Zimmer folgen. Dort angekommen wurde mir die Funktion des Kleiderschrankes mit Schloss erklärt, das Bad gezeigt und die moderne TV und Kommunikationsanlage über dem Bett erklärt. Im Eingangsbereich des Bettenhauses befindet sich ein Automat, wo ich eine mit Geld aufzuladende Chipkarte erwerben kann. Mit dieser lässt sich dann

Internet und TV nutzen. Die Einweisung war kurz und prägnant, aber ich glaube ich habe alles richtig verstanden. Regine half mir beim Verstauen meiner Sachen im Schrank und ich platzierte den mitgebrachten Laptop auf dem Tisch. Da zunächst keine weiteren Untersuchungstermine oder ähnliches auf dem Plan standen, gingen Regine und ich zum Eingangsbereich um am beschriebenen Automaten eine Chipkarte zu erwerben. Da es schon spät am Nachmittag war und Regine lange genug mit mir gewartet hatte, war es Zeit, dass sie sich auf den Heimweg machte. Also verabschiedeten wir uns mit der Vereinbarung am Abend nach 20 Uhr noch zu telefonieren. Ich fuhr mit dem Lift wieder in die dritte Etage und legte mich in meinem Zimmer auf mein Bett. Ich war wieder einmal sehr müde und bin kurz eingeschlafen.

Eine Schwester mit dem Namen Natalia weckte mich mit den Worten…

„Guten Tag, Ich bringe Ihnen mal Ihr Luxushemd für morgen für die Operation. Sie kommen ja schon als erster in der Früh dran. Leider bekommen Sie heute Abend und auch morgen Früh nichts mehr zu essen aber Tee und Wasser können Sie gerne bekommen. Gleich um 6 Uhr morgen kommt dann noch ein Pfleger um Ihnen den Bauchbereich zu Rasieren. Um 7 Uhr werden Sie dann vom Fahrdienst im Bett abgeholt und zum Operationssaal gebracht. Haben Sie noch irgendeine Frage? Gleich kommt auch noch eine Ärztin, welche sie über alles aufklären muss."

So schnell, wie sie im Raum war, war sie auch schon wieder verschwunden. Das Luxushemd ist so ein tolles Stück Stoff in Weiß mit hellgrünen Punkten. Etwa knielang, vorne im Ganzen, ohne Öffnung, dafür hinten nur am Hals mit einem Knoten geschlossen. Also, wenn man sich damit bücken muss, liegt das Hinterteil blank. Okay im Anzug ist eine Operation auch nicht durchführbar, dachte ich und legte das „edle Teil" in meinen Schrank. Es reicht ja, wenn ich es morgen früh „umhänge". Gerade als ich dann angefangen habe mich mit dem Krankenhaus-Kommunikationssystem zu beschäftigen, betrat die Ärztin mein Zimmer.

„Guten Tag, Herr Schmiejowski, Sie werden gleich morgen Früh als erster operiert und ich bin Ihre Anästhesie-Ärztin und habe die Pflicht, Sie noch vor der Operation über mögliche Risiken aufzuklären" war Ihre Begrüßung und schon begann sie mir die ganze Litanei an Problemen, welche bei einer OP diesen

Ausmaßes passieren können, zu erklären. Das alles hört sich verdammt interessant, aber auch teilweise gefährlich an, aber was soll ich denn jetzt machen? Die Operation auf Grund der Aufklärung absagen... wäre mal ein Späßchen, aber das kann ich meinen Freund Peter nicht antun, wo er sich doch so für mich engagiert. Außerdem kommt es sowieso wie es kommen muss bei dem bevorstehenden Eingriff und wie bereits erwähnt, verlasse ich mich voll auf Peter. Also unterschrieb ich die ganzen Formulare mit dem abschließenden Kommentar:

„Wird schon schief gehen, oder besser ich wünsche Ihnen gutes Gelingen" und grinste die Ärztin motiviert an.

„Das klappt sicher. Ich wünsche Ihnen noch einen schönen Abend und eine ruhige Nacht" mit diesen Worten verließ sie mein Zimmer.

Zurück zum Kommunikationssystem, ich wollte das Internet startklar machen. Die kurze Einweisung habe ich ja verstanden. Die Chipkarte in den dafür vorgesehenen Schlitz stecken, das System starten und den Anweisungen am Bildschirm folgen. So war es auch auf dem kleinen Handzettel zu lesen. Nach ein paar Sekunden kam das Startbild mit den netten Worten der Begrüßung: „Herzlich Willkommen in der Universitätsklinik Erlangen" – „Ihr System startet jetzt" – na, klappt doch dachte ich und fixierte den Bildschirm, nach ca. 1 Minute wurde mir das fixieren langweilig und ich versuchte mit dem Touchpad an der fest angebauten Tastatur die dargestellte Maus zu bewegen. Die war aber auch noch am „Fixieren", es bewegte sich nichts. Nach ca. 3 Minuten Wechselspiel zwischen „Fixieren" und „Bewegen" nahm ich den kleinen Handzettel und suchte nach Informationen, wie lange der Startprozess wohl dauert. Die einzige Info, welche ich diesbezüglich fand, war folgende: „Sollte das System nicht starten, schalten Sie bitte das System aus, warten 10 Sekunden und starten das System neu. Bitte stecken Sie vor dem Neustart Ihre Chipkarte erneut in das Gerät." – Also Gerät ausschalten, Karte entnehmen, zehn Sekunden warten und erneut starten. Sehr schnell erschien wieder: „Herzlich Willkommen..."- sonst nichts und das ebenfalls wieder für mehrere Minuten. Ich habe also die Einweisung doch nicht verstanden, ha, ha. Da ich endlich das Internet mit meiner bereits bezahlten Gebühr nutzen wollte, machte ich mich auf den Weg zum Stationszimmer und fragte bei einem Pfleger, der vor Ort war, nach. Er wird sich darum kümmern und die Haustechnik sofort informieren, war sein Hilfsangebot. Mehr erwartete ich auch nicht und ging zurück zu meinem Zimmer. Es hat nicht lange gedauert und ein Haustechniker (das hat man sofort gesehen, denn er trug einen Monteurs Overall und keine Krankenpfleger Bekleidung) betrat mein Zimmer mit den Worten:

„Hallo, unser Hauseigenes System funktioniert wieder mal nicht, dann schauen wir mal. Haben Sie eine geladene Karte? Neustart auch schon durchgeführt..." das sind Fragen, die einen vor Begeisterung jubeln lassen. Ich wollte schon antworten: „Ach, muss man das?" – aber habe mich für den konfliktfreien Weg entschieden und brav geantwortet.

„Na, dann mach ich es mal ganz aus und versuche einen Neustart".

Er langte oben an der Deckenaufhängung des Systems an eine versteckten Schalter und jetzt erlosch auch die Standby-Leuchte. Jetzt war wirklich alles aus. Dann wartete er auch ca. zehn Sekunden und schaltete das System am versteckten Schalter wieder ein. Jetzt die Karte noch in den Slot und die normale Startfunktion bedienen. „Herzlich Willkommen..." und ein paar Sekunden später war ein Funktionsmenü am Bildschirm zu erkennen. Zur Auswahl waren TV, Internet, W-LAN und Telefon.

„Jetzt scheint es zu funktionieren, Sie müssen nur noch auswählen, welche Funktion Sie wünschen. Die Gebühren werden täglich automatisch von der Karte abgebucht und wenn am Ende Ihres Aufenthaltes noch Guthaben auf der Karte ist, wird Ihnen das am Automaten wieder ausbezahlt inclusive der Pfandgebühr. Haben Sie noch Fragen?"

„Nein, wenn es funktioniert, ist alles soweit ok – Danke" war meine zufriedene Antwort.

Also jetzt W-LAN Verbindung mit dem Laptop herstellen und schon kann ich wieder mit der Außenwelt per Email kommunizieren. Die nächsten Installationsroutinen klappten hervorragend, E-Mail funktioniert und Internet Verbindung steht auch. Irgendwie fühlt man sich gleich wieder als Teil eines normalen Lebens. Mal wieder ein Smiley.

Es war schon kurz nach Acht und ich hatte mit Regine vereinbart, dass wir am Abend nach 8 Uhr nochmal kurz telefonieren wollten. Ich nahm mein Handy und wählte unsere Festnetznummer in Fürth.

„Bei Schmiejowski" meldete sich Regine, da wir ja noch nicht verheiratet waren und eventuell auch eine fremde Person hätte anrufen können.

„Ich bin es, alles soweit klar bei mir… Und Du, bist du gut nach Hause gekommen?" eigentlich eine blöde Frage, sonst wäre sie ja nicht rangegangen, aber es ist halt eine üblich Frage.

„Ja, hat alles gut geklappt, nur die blöde Baustelle an der Autobahneinfahrt in Erlangen war etwas problematisch. Wie geht es Dir? Alles ok?" war der Einstieg in unser etwa 20 Minuten dauerndes Telefonat. Regine erzählte mir noch was sie noch alles gemacht hatte und ich schilderte noch den nervenaufreibenden Start des Kommunikations-systems unter der Mithilfe des Technikers.

„Ich liebe Dich" und „Ich Dich auch" beendete dann unser Telefongespräch.

Irgendwie war ich schon wieder ziemlich müde und ich dachte wenn ich jetzt schnell einschlafe, dann kommen auch nicht mehr viele so komische Gedanke auf … versuch einfach zu schlafen…

„Guten Morgen, wie geht es Ihnen?" riss mich eine brutale Männerstimme aus meinen Träumen.

Ich wusste erst gar nicht so recht was los ist, habe aber dann schnell wieder die Situation gecheckt.

„Guten Morgen, stimmt´s Sie kommen zum Rasieren?" versuchte ich ebenfalls mit voller Stimme zu erwidern.

„Genau, dann können Sie noch, wenn Sie wollen Duschen gehen und das schicke Hemd anziehen. Der Fahrdienst holt Sie dann gegen 7 Uhr ab und bringt Sie zum OP"

Ich zog meine Kleider aus, legte mich aufs Bett und ließ den Pfleger seine Arbeit verrichten. Das war für mich überhaupt nicht unangenehm, aber wo er überall rasiert hat bleibt mein Geheimnis. Anschließend ging ich nochmals unter die Dusche (wer weiß wie lange ich das nicht mehr kann), schlüpfte in mein schickes Hemd und legte mich wieder ins Bett. Fast wäre ich wieder eingeschlafen, aber der Fahrdienst hatte das gerade noch verhindert und mich kurz vor 7 Uhr abgeholt. Der Weg ging mit dem Fahrstuhl ins Untergeschoss und durch den langen Gang hinüber zum alten Gebäude, wo sich die Chirurgie befindet. Mit dem Lift wieder in den ersten Stock und schon stand ich mit meinem Bett auf dem Gang vor den Operationssälen. Alles war für mein Empfinden noch sehr ruhig, nur ab und zu huschte jemand an mir vorbei. Dann kam Peter aus einem Operationssaal, begrüßte mich und fragte:

„Na Großer, alles ok soweit?

„Selbstverständlich, mir geht es gut, Ihr müsst jetzt dann arbeiten…" war meine lakonische Antwort.

„Du kommst jetzt gleich rein und dann geht es auch schon los"

Ein OP-Pfleger schob mein Bett in den Operationssaal und stellte es neben einen Operationstisch, mit gleicher Höhe. Ich musste mich auf den Tisch rüber legen und wurde mit blauen Tüchern abgedeckt. Die Anästhesie-Ärztin legte mir eine Infusionsnadeln an der Hand und dann …

„Ich verließ meine Wohnung in der Bisloher Hauptstraße in Fürth und ging Richtung Gewerbegebiet. Unser Wohnviertel grenzte direkt an ein Gewerbegebiet und an Äcker. Wir gehören zum Knoblauchsland und hier wird noch viel Gemüsebau betrieben. Ich folgte der Gründlacher Hauptstraße und bog dann links in die Industriestraße, warum weiß ich nicht. Es sah aber alles ein bisschen anders aus als sonst, auch die Industriestraße führte leicht auf eine Anhöhe, was ich so eigentlich nicht kannte. Ich bog noch einmal nach rechts ab in eine Straße, die es sonst eigentlich auch nicht gibt und komme auf ein eingezäuntes Firmengelände, wo viele Menschen auf Bierbänken an Biertischen saßen. Im Hof stand ein großer Grill und an einer Freilufttheke wurde Bier vom Fass gezapft. Neugierig ging ich auf die Menschenmenge zu und schaute ob ich jemand bekannten dort finden kann. So ein schönes Bier und was vom Grill, wäre jetzt gar nicht so schlecht. Am Ende der Straße in ca. 150 Meter Entfernung kam jetzt auch noch eine Blaskapelle in unsere Richtung und ich fragte mich so langsam, was hier gefeiert wird. Mitten in den Tischreihen sah ich endlich ein bekanntes Gesicht, da war ja Peter, nicht mein Chirurg, sondern Peter Z. Er war in Begleitung seiner Frau Christa. Mit ihm hatte ich lange Zeit bis ca. 1997 eine geschäftliche Beziehung, aber vor ein paar Jahren habe ich erfahren, dass er doch schon an Krebs verstorben sein soll. Ich weiß, dass er schon damals an Stimmbandkrebs erkrankt war und nach mehreren Operationen seine Stimme nur noch ganz schwach zu hören war. Allerdings haben wir uns auch aus den Augen verloren und ich weiß jetzt nicht sicher ob das mit seinem Tod so stimmte. Er winkte mich zu sich und ich machte mich auf den Weg dorthin. Plötzlich wurde ich am Arm angehalten und ich drehte mich zu der Person um. Ich traute meinen Augen nicht, das war „Zenti", mit ganzem Namen Karl-Heinz M. Sein Nachname ist verantwortlich für seinen Spitznamen „Zenti". Er ist aber doch auch schon lange tot, das weiß ich sicher. Er hatte doch Magenkrebs und ist doch schon vor ein paar Jahren verstorben. Ich wollte gerade etwas zu ihm sagen, da sah ich Jürgen, Jürgen S, der Vorpächter von meinem Gartengrundstück in Almoshof und mein früherer Nachbar zur Zeit meiner ersten Ehe. Aber der ist doch auch schon lange verstorben. Er hatte zum Schluss als LKW Fahrer gearbeitet und wurde damals in Brüssel im Führerhaus seines LKW gefunden. Und neben ihm saß auch noch Erwin, den kannte ich nur vom Sehen durch Jürgen, die beiden hatten mal zusammen Trockenbauarbeiten gemacht. Aber der ist doch auch schon tot, dass hatte mir jedenfalls seine Frau bei der Beerdigung von Jürgen gesagt. Wo bin ich hier, ich verstand überhaupt nichts mehr und beschloss, es ist besser von hier wegzugehen. Es kam sowieso eine Schlechtwetterfront vom Norden auf.

Ich ging langsam in Richtung Wohnung, aber das Atmen viel mir trotzdem manchmal so richtig schwer. Was habe ich hier gesehen, wo bin ich? Oh, da kommt ein ganz schönes Unwetter auf. Ich muss mal schauen, dass ich meinen Jaguar noch in die Garage fahren kann, den hab ich noch auf der Straße geparkt. Den Jaguar habe ich 2008 von Fritz, zu einem sehr guten Preis, gekauft. Ich bin schon seit Kindheit Liebhaber von Jaguar Automobilen, aber sonst interessieren mich Autos relativ wenig. Wo steht er denn? Ich laufe weiter die Gründlacher Straße lang, aber alles sieht so anders aus… Wieso ist da jetzt ein Kreisverkehr und da unten, das sieht aus, als wäre ich am Meer oder an einem großen See. Da mitten im Zentrum vom Kreisverkehr da steht mein Jaguar und da auf der

Seite das steht meine Honda Rebell, die habe ich vor ein paar Jahren über Ebay ersteigert. Aber das Wetter… und was ist das denn? Da kommt ja eine richtig große Welle auf den Kreisverkehr zu. Ich begann zu rennen, die Riesenwelle kommt immer näher und ich will einfach weg vom Kreisverkehr. Ich habe es geschafft, bin weit genug weg, aber der ganze Platz am Kreisverkehr ist überflutet. Das Wasser zieht sich zurück und mein Jaguar kommt zum Vorschein. Das sieht ja übel aus, das Dach ist eingedrückt, keine Fenster mehr zu sehen, die Motorhaube völlig verbeult und der Innenraum alles voll mit Schlamm und Dreck. Oh Gott, was soll das denn schon wieder? Aber meine Honda, die steht da wie eine Eins, da ist überhaupt nichts passiert. Meine Honda, da stimmt doch was nicht, die habe ich doch verkauft, die kann ja gar nicht mehr da sein…"

„Hallo wie geht es Dir, du hast alles gut überstanden" die Stimme klang nach Regine.

Das Atmen fiel mir sehr schwer und ich öffnete meine Augen und sah grüne Vorhänge um mich und da, rechts von mir, da ist Regine. Ich versuchte zu antworten, weiß aber nicht ob Worte über meine Lippen kamen. Jetzt war Regine plötzlich links von mir und alles war so unklar. Ich wusste nicht mehr was wahr ist und was nicht. Und das Atmen, verdammt ich kriege kaum Luft. Was ist denn nur los? Wo bin ich?

„Haben Sie Schmerzen?" hörte ich noch eine Stimme im Hintergrund und dann war wieder alles weg.

Ab und zu hatte ich das Gefühl, mich langsam wieder in der Realität zu befinden, aber erst als die Schwester zu mir sagte, ich werde jetzt wieder auf mein Zimmer gebracht, begann ich mich zu erinnern, dass ich, so wie es aussieht, die Operation überstanden haben muss. Regine war, wie sie mir später erzählte, sehr viel bei mir, aber ich habe das fast nicht mitbekommen. An die Intensivstation kann ich mich schon überhaupt nicht erinnern und der Aufwachraum, war der mit den grünen Vorhängen, so erfuhr ich es von Regine. Ich liege im Bett und stelle fest, überall sind Schläuche und Kabel. Das Atmen geht wieder sehr schwer, aber ich verspüre kaum Schmerzen. Eine Krankenschwester ist bei mir und erklärt mir die Dosiergeräte für Schmerzmittel, welche sich an dem Ständer neben meinem

Bett befinden. Dann drückt sie mir ein Gerät in die Hand, mit dem ich meine Lungenfunktion wieder trainieren soll. Kräftiges Blasen in einen Plastikbehälter und anschließendes Anhalten der Luft ist die Aufgabe. Eigentlich interessiert mich das alles im Moment sehr wenig, ich will nur schlafen.

„Möchten Sie Tee?" war für mich die erste sinnvolle Frage, welche mich zu einem schnellen „Ja" motivierte.

Die Operation war also überstanden, Peter hatte Wort gehalten, ich war am Leben. Kaum pflegte ich diesen Gedanken, ging die Tür auf und Peter kam zu Besuch. „Wenn man vom Teufel spricht…"

„Na, wie geht´s Dir? Das war schon eine Mammut-OP, aber der Prof. hat schon fantastische Arbeit geleistet" war Peters Kommentar.

„Wir haben fast fünf Stunden operiert, aber wir haben alles sehr gut entfernen können. Auch verdächtige Lymphknoten und die Gallenblase haben wir raus. Sieht momentan sehr gut aus, hast nochmal Glück gehabt" – Peter live.

„So weit geht es mir eigentlich ganz gut, manchmal benebelt, mal starke und mal schwache Schmerzen, das Atmen fällt ab und zu schwer und überall Schläuche und Kabel, ja mir geht es so weit ganz gut…" wir mussten beide lachen, aber ich nur kurz, denn auch das verursachte Schmerzen.

„Mach schön deine Atemübungen und wenn was ist, rühr dich, es wird alles gut werden. Ich komm heute Abend nochmal vorbei, bevor ich nach Hause gehe und schau nach dir. Mach´s gut bis dann."

Peter widmete sich wieder seinem Dienst. Es muss Freitagnachmittag gewesen sein. Ich hatte überhaupt kein Gefühl mehr für die Uhrzeit. Ich muss wieder eingeschlafen sein, denn als mich die Schwester zum Blutdruck- und Temperturmessen weckte, war es draußen schon ziemlich dunkel. Kurz darauf kam auch Peter nochmal ins Zimmer um sich nach meinem Befinden zu erkundigen und verabschiedete sich nach Hause. Die Schmerzen waren zum Aushalten aber schmerzfrei ist ein anderes Gefühl. Als mich dann am Abend Regine noch besuchte, hatte ich erstmal das Gefühl, das Schlimmste überstanden zu haben und jetzt muss ich nur noch Geduld aufbringen für meine

Genesung. Regine hat mir erzählt, dass sie mit Jasmin telefoniert hatte und sie über meinen Krankenhausaufenthalt informierte. Ich selbst hatte seit Mitte des Jahres keinen Kontakt mehr zu meinen Kindern, auf Grund eines weniger schönen Vorfalls im Sommer im Garten. Es ist es aber nicht Wert, Details darüber zu schreiben. Jedenfalls habe ich mich riesig gefreut, dass Jasmin mich am Samstag besuchen kommt. Damit es mir am Wochenende nicht langweilig wird, haben sich auch noch Fritz und Sabine als Besucher für Sonntag angekündigt. Regine hatte heute einen langen Arbeitstag in der Apotheke hinter sich und die Anstrengung mit der Arbeit, in Verbindung mit „neuem Wohnort" und die Fahrt nach Erlangen zu mir in die Klinik, war ihr anzumerken. Aber ich war sehr glücklich, dass sie bei mir war und lange Zeit meine Hand hielt. Die Ereignisse der letzten Tage waren schnell wiedergegeben, aber meine Halluzinationen, welche ich während der OP in der Traumwelt erleben durfte, erzählte ich in einem kurzen Zeitraffer. Regine konnte sich kaum vorstellen, mit welcher Intensität ich das unter Narkose erlebt hatte. Am Sonntag wird sie nach Höchberg fahren und nach ihren Eltern schauen. Regines Mutter leidet an Demenz und für ihren Vater ist der Alltag zwischenzeitlich auch schon sehr anstrengend. Da sich mit Fritz und Sabine Besuch für Sonntag angekündigt hatte, war der Plan so in Ordnung. Regine war vom Tagesablauf ganz schön erschöpft und so hielten wir es für vernünftig, dass sie nach einer guten Stunde Besuchszeit den Heimweg antrat. Es war auch schon nach 20 Uhr. Obwohl ich den ganzen Tag nichts gemacht hatte, war auch ich sehr müde und kann sicher auch gut und schnell einschlafen. So ist es dann auch kurze Zeit später passiert.

Am Samstagmorgen beginnt der Tag in der Klinik mit Blutdruck- und Temperaturmessen durch eine Schwester oder einen Pfleger. Gleich darauf kommt eine Reinigungskraft, welche gezielt mit feuchten Tüchern den Boden reinigt und sich um das Bad kümmert. Auf dem Gang herrscht reges Treiben, denn die Chefarztvisite ist auch schon unterwegs. Da kommt ein ganzer Trupp von „Weißkitteln" ins Zimmer, einer kommandiert (der Chef) und alle anderen hören zu oder schreiben auf. Meine Frühstücksauswahl beschränkte sich auf Tee oder klare Brühe, wobei meine Wahl auf Tee fiel. Peter hat mir schon mitgeteilt, dass ich erst wieder feste Nahrung bekomme, wenn ich erfolgreich „Stuhlgang" vermelde. Das war für mich aber im Moment nicht vorstellbar, da ich urinmäßig noch an der Flasche hing, d. h. ein Toilettengang war technisch nicht so elegant und eine Bettpfanne war für mich nicht akzeptabel. Außerdem hatte ich auch noch überhaupt kein Bedürfnis danach. Die „Weißkittelvisite" war für mich schnell durch. Kurzes Gespräch mit dem Chefarzt, Ergebnis alles ist gut. Heute kann der Katheter entfernt werden damit ich auch aufstehen und versuchen kann langsam zu laufen. Damit wäre auch der Toilettengang ermöglicht. Peter war bei der Visite dabei, hielt sich aber zunächst im Hintergrund, erst als die Anderen das Zimmer verließen wechselten wir noch kurz ein paar Worte. Nun ging auch Peter und Ruhe kehrte ein, aber nicht für lange. Eine Assistenzärztin besuchte mich und erkundigte sich nach meinen Atemübungen. Als Höhepunkt musste ich meine Leistung vor Ort beweisen und die Ergebnisse der Atemstärke wurden von ihr dokumentiert. Das war nochmals ganz schön anstrengend. Nun doch endlich Ruhe und ich glaube, ich bin wieder eingeschlafen.

Gegen Mittag kam eine Schwester und fragte ob es mir was ausmacht, wenn sie meinen Katheter entfernt, denn im Moment ist kein Pfleger frei. Ich kann aber auch auf einen Pfleger warten, wenn mir das unangenehm ist. Mein Kommentar war nur, wenn sie vorsichtig mit ihrer Aufgabe umgeht, dann bin ich froh, wenn das Ding weg ist und ich nicht mehr auf einen Pfleger warten muss. Tolles Feeling wenn der Katheter entfernt wird. Durch erzwungenes Husten soll man zwar abgelenkt werden, aber es erfreut sicher jeden SM Liebhaber, wenn man jeden Millimeter der Harnröhre persönlich kennenlernt. Ich war froh, als ich das hinter mir hatte. Jetzt wurde mir noch geholfen erstmals das Bett zu verlassen und mit meinem Medikamentenrollständer die ersten wackeligen Schritte zu gehen. Es hat geklappt und der Weg ging direkt zur Toilette. Juhu, ich kann das Bett wieder verlassen – es war wieder ein tolles und aufbauendes Gefühl. selbstständig auf die Toilette gehen, keiner muss mehr für mich eine Flasche leeren, ach das ist schon fast wieder Lebensqualität.

Es ist gut und fördert den Heilungsprozess, wenn ich mich bewege, sprich laufe. Aber das noch mit großer Vorsicht und ohne ruckartige Bewegungen wurde mir empfohlen. Die ersten Schritte waren zwar nicht einfach, aber ich hielt mich an die Empfehlung und begann erst im Zimmer und dann gegen Mittag auch schon auf dem Gang der Station meine Runden zu drehen. Ich spürte wirklich, dass Bewegung gut war und plante von da an meine täglichen Laufrunden mit Steigerungspotential. Mittags gab es Brühe oder Tee. Ja, ohne Stuhlgang kein Essen. Nach der Brühe ein kurzer Mittagsschlaf und gegen 14 Uhr war Jasmin eingetroffen. Wir begrüßten uns sehr herzlich und umarmten uns. Über die

Vergangenheit mit der Kontaktarmut wollte keiner mehr reden und ich erzählte Jasmin in einer Kurzfassung, was bisher passiert war. Ich merkte schon, dass meine körperlich Funktionalität noch auf „Sparflamme" gestellt war, denn allein die Erzählung war für mich ganz schön anstrengend. Zusammen mit Jasmin drehte ich dann wieder eine Runde auf dem Stationsgang und nahm mir eine Tasse Tee aus dem Wartebereich vor dem Stationszimmer auf das Zimmer mit. Jasmin hinterließ bei mir während ihres Besuches einen sehr bedrückten Eindruck, aber ich stellte auch Erleichterung bei ihr fest. Das ist ja auch verständlich, denn ich denke meine Ausstrahlung am dritten Tag nach der OP war nicht gerade wie die eines James Bond, auch wenn ich mit der Größe meiner Narbe am Bauch bestimmt mithalten konnte. Als Jasmin nach Hause fuhr, war ich sehr glücklich über ihren Besuch und dass wir wieder Kontakt miteinander hatten. Vielleicht meldet sich ja auch Dominic. Jasmin hat Ihn über meine OP informiert.

Irgendwie vergeht die Zeit immer wie im Flug, auch wenn Peter heute nicht in der Klinik war und mich besuchte. Terminierte Kontrollen des Blutdrucks und der Körpertemperatur verrieten immer etwa grob die Tageszeit und die jetzige Kontrolle zeigt an, es ist schon bald wieder Abend, mit Brühe oder Tee. Ja, bisher kein Stuhlgang. Der schöne Abschluss des Tages war der Besuch von Regine. Es tut einfach gut, wenn sie anwesend ist. Regine brachte mir viele Grüße von ihrem Vater und von Richard, ihrem Bruder, mit. Auch Jürgen und Ute ließen mir alles Gute ausrichten. Jürgen hat seit 2010 bei uns in der Firma mitgearbeitet und ist der Zeit selber bei einer Reha Maßnahme. Leider haben wir das Beschäftigungsverhältnis mit ihm zum Jahresende auflösen müssen, da wir, also Fritz und ich, planen, die Firma abzugeben und das Arbeitsaufkommen auch nicht mehr den Umfang hat, Jürgen weiterhin zu beschäftigen. Aber ich habe schon im Herbst meine Kontakte genutzt und Jürgen hat sich bei einem guten Bekannten von mir für eine neue Aufgabe qualifizieren können. Gott sei Dank ist unsere Freundschaft dabei nicht zu Bruch gegangen. Ich beauftrage Regine meinen Dank für die guten Wünsche an die Absender zurückzugeben. Nach gut einer Stunde machte sich auch Regine wieder auf den Heimweg und Tag „Drei" nach der OP näherte sich dem Ende. Ich beantwortete noch die Genesungswünsche bei „Whatsapp" und begann im Internet ein paar Nachrichten zu lesen. Lesen macht müde, also nur noch ein bisschen Fernsehen und dann schlafen. Allerdings muss ich noch zur Toilette, es rührt sich was. Juhu, morgen gibt es endlich was „Ordentliches" zum Frühstück, ich denke den Grund hierfür brauche ich nicht detailliert zu beschreiben. Mein „Glückserlebnis" berichtete ich noch der Schwester bei ihrer Abendkontrolle, damit ich auch wirklich ein Frühstück bekomme.

„Guten Morgen, haben Sie gut geschlafen?" mit diesen Worten weckte mich die Schwester mit guter Laune.

„Sie bekommen ja heute ein Frühstück" war ihre positive Anmerkung.

Es war Sonntag der vierte Tag nach der Operation. Mir ging es eigentlich schon recht gut, aber die Schläuche mit der Infusion und die Drainage an der Operationswunde störten noch etwas. Aber auch da habe ich erfahren, dass diese demnächst entfernt werden sollen. Es ist zwar etwas umständlich sich mit dem Infusionsständer fortzubewegen, aber ich komme zwischenzeitlich ganz gut damit zurecht. Endlich Frühstück, ich hatte zwar überhaupt keinen Hunger, aber alleine das Gefühl, wieder feste Nahrung zu bekommen, fördert die Motivation im Heilungsprozess. Eine Scheibe Schwarzbrot, eine Scheibe Käse, Butter und etwas Marmelade hatte bei mir noch nie so viel positive Energie bewirkt. Ja, wie schnell man wieder bescheidener wird mit den alltäglichen Dingen im Leben. Vor dem Frühstück wurden noch die routinemäßigen Kontrollen im Eiltempo durchgeführt. Blutdruck ok, Körpertemperatur auch in Ordnung, also ab zu Kaffee und Brot. Als kurze Zeit später die Putzfrau zum Zimmerreinigen erschien, war ich mit dem voluminösen Frühstück bereits fertig und sie konnte das Geschirr gleich mit abtragen. Ich selbst machte mich wieder mit dem Infusionsständer auf den Weg, meine Runde auf der Krankenstation zu drehen. „Runde" ist wahrscheinlich das falsche Wort, denn der Gang im Bettenhaus ist in jeder Etage etwa wie eine eckige Acht angelegt. Also zwei rechteckige Wege um einen, hinter einer Glaswand befindlichen, Innenhof. Eine Seitenlänge betrug ca. 20 Meter die andere 10 Meter, was für eine „Runde" ca. 60 Meter ergibt. Bei der ganzen „Acht" war also eine gesamte Wegstrecke von ca. 120 Metern zu bewältigen. Heute hatte ich mir vorgenommen nach dem Frühstück mindestens zweimal die „Acht" zu durchlaufen, was mir dann auch gelang. Zurück im Zimmer wartete ich auf die tägliche Visite. Irgendwie macht das alles immer sehr schnell müde, denn kaum war die Visite vorüber bin ich wieder eingeschlafen. Erst als mir das Mittagessen gebracht wurde, spürte ich neue Kraft in meinem Körper. Nach dem Essen wieder laufen. Erneut reichte meine Energie für zweimal die „Acht". Für heute

Nachmittag hatten sich Fritz und Sabine als Besucher angemeldet. Regine hatte ja geplant heute nach Höchberg zu fahren um dort nach dem Rechten zu schauen. Da sie am Montag nicht arbeiten musste, wollte sie auch erst am Montag im Laufe des Tages zurückfahren und am Abend wieder zu mir kommen. Zusammenfassend kann ich sagen das Krankenhausleben beschränkt sich hauptsächlich auf Visite, Essen, Schlafen, Rundgang und Besucher. Ich war froh als ich am Freitag dem 16. Dezember das Krankenhaus verlassen konnte.

Fritz war pünktlich zum Abholen auf der Station und fast hätte ich gesagt der „Check-out" war um 9 Uhr vollzogen, aber so leicht ist der Abschied dann doch nicht. Der Arztbericht war noch nicht unterschrieben und so mussten wir noch gut eine halbe Stunde warten bis mir dieser ausgehändigt wurde und ich die Station verlassen konnte. Nachdem ich dann im Eingangsbereich noch mein Guthaben auf der Geldkarte ausgelöst hatte, atmete ich dann vor dem Krankenhausportal erst einmal tief durch. Ich ging mit Fritz langsam zum Parkhaus und dachte, so etwa muss das Gefühl sein, wenn man aus dem Gefängnis entlassen wird. Es ist vorbei, nach zehn Tagen ist der schlimme Teil mit Erfolg überstanden. Eigentlich kann es jetzt nur noch aufwärts gehen.

Das Leben hatte mich wieder. Zuhause ist alles schlagartig sehr angenehm, eigentlich fühlt man sich überhaupt nicht mehr als Patient, aber der Schein trügt, denn jede Bewegung lässt sich nur langsam durchführen und jede Anstrengung sollte noch vermieden werden. An der Wunde war noch eine Öffnung, durch die Wundsekret austrat und in einem Plastikbeutel aufgefangen wurde. In den nächsten ein bis zwei Tagen sollte das aufhören, war die Information von Peter. Als am Mittwoch sich immer noch größerer Mengen des Ausflusses im Beutel sammelten, musste ich Peter wieder in der Uniklinik aufsuchen. Mit einem kleinen Schnitt, den ich nicht spürte, vergrößerte Peter die Öffnung und es kam nochmal ca. 20 ml Flüssigkeit aus der Wunde. Peter vermutete einen Infekt und schickte den Inhalt des Beutels zur Überprüfung ins Labor. Zur Behandlung nahm ich Antibiotika ein. Irgendein „italienischer" Infekt war das Ergebnis nach der Laboruntersuchung. Am Freitag, dem 23.12.2016 wurden mir dann von Manfred, in seiner Praxis, die Klammern aus der Wunde entfernt. Auch der „Italienische Infekt" verabschiedete sich und meine Genesung schritt von Tag zu Tag voran. Das war auch sehr notwendig, denn es ist Weinachten.

Am Samstag, dem 24.12.2016 fuhren Regine und ich nach Höchberg um zusammen mit der Familie „Heilig Abend" zu verbringen. Weihnachten ist fast überall das jährliche Zusammentreffen der Familie, mit gutem Essen, vielen Geschenken und vielen Erlebnissen, welche es zu berichten gibt und natürlich war das bei uns nicht anders. Allerdings spürte ich für mich das erste Mal in meinem Leben, wie wichtig mir das auf einmal erschien. Ich dachte nicht an Routine oder an den Slogan „Ist schon wieder Weihnachten", nein, meine Gedanken ließen mich deutlich erkennen, wie viel Glück ich eigentlich hatte, so ein Weihnachten in dieser körperlichen Verfassung, wieder zu erleben. Die Operation ist gelungen, aber es hätte alles auch ganz anders verlaufen können. Ich hatte zu danken.

Am zweiten Weihnachtsfeiertag fuhren dann Regine, Jasmin und ich zu meiner Mutter, denn wir blieben anschließend bis Silvester in meiner Wohnung in Fürth. Regine musste auch zwischen Weihnachten und Neujahr arbeiten. Meine Mutter war glaube ich überglücklich, als sie mich sah und feststellte, dass ich die Operation wirklich gut überstanden hatte. Natürlich war sie sehr umsorgt und verbot mir jegliche Aktivität, wenn es darum ging mitzuhelfen den Kaffeetisch zu decken. Ich hatte nur die Genehmigung, es mir auf der Couch bequem zu machen und mich dann an den gedeckten Tisch zu setzen. Selbstverständlich ersetzten Regine und Jasmin mich, bei meiner sonst üblichen Aufgabe, wenn ich meine Mutter besuchte. Da, mit Dominic und mir, immer noch keinerlei Kommunikation stattfand, war er nicht dabei. Es machte mich schon sehr traurig, dass wir uns irgendwie entzweit hatten, aber ich war auch nicht in der Verfassung mich derzeit damit auseinanderzusetzen. Die Zeit bei meiner Mutter verging sehr schnell und wir machten uns am späten Nachmittag auf den Weg nach Hause.

So schnell, wie die Weihnachtsfeiertage vorüber waren, so schnell war es Silvester. Traditionell war fast jedes Jahr die Silvesterfeier bei uns angesagt. Unsere Freunde waren gerne bei uns und genossen unsere „Küche" mit den eigenen „Menükreationen". Allerdings blieb dieses Jahr die Küche kalt. Der Genesungsprozess war zwar absolut positiv fortgeschritten, aber die Veranstaltung des Silvesterabends war mir dann doch etwas zu viel. Wir waren aber nicht allein, denn Natalie war mit Ihrem Freund für den Jahreswechsel zu Gast. Regine kochte für uns und mit der „Feuerzangenbowle" und Heinz

Rühmann als Hauptdarsteller wurde es ein sehr schöner Abend, mit abschließendem Feuerwerk auf dem Garagenhof. Das Jahr 2016 war zu Ende.

Das neue Jahr begann im Januar mit den allseits bekannten klimatischen Verhältnissen in Süddeutschland mit Temperaturen um 4° C und Regen. Minusgrade, Schnee und dazu die Wintersonne sind bei uns seit Langem Fehlanzeige.

Aus diesem Grund fuhr ich fast jedes Jahr Ende Januar zum Skiurlaub nach Obereggen in Südtirol. Letztes Jahr war ich dorthin noch alleine unterwegs, denn Regine konnte keinen Urlaub nehmen, und ich hatte schon, bevor wir uns 2015 kennengelernt haben, gebucht. Aber heuer sollte sie mit dabei sein. Ich hatte auch letztes Jahr schon wieder im Oktober gebucht, aber leider musste ich nach Bekanntwerden meiner Diagnose wieder stornieren. Schade, aber irgendwann holen wir das nach.

„Gesagt, getan" - Regine und ich beschlossen ein paar Tage ins Allgäu in ein Wellnesshotel zu fahren. Nachdem die Kontrolluntersuchung Ende Januar in der Uniklinik keine Probleme im Genesungsprozess erkennen ließ, haben wir gebucht. Das „Lindner Parkhotel" in Oberstaufen war unser Ziel. Da Regine bei ihrer neuen Arbeitsstelle in Teilzeit arbeitet, konnten wir die Kurzreise antreten ohne für sie Urlaubstage zu beanspruchen. Und auch meine ärztlichen Kontrollen in der Klinik waren im zweiwöchigen Rhythmus terminiert. Die wichtige Hauptuntersuchung und Kontrolle meiner Leber mit MRT war erst für den 28.03.2017 fixiert. Mein körperlicher Zustand war gut in der Regenerationsphase fortgeschritten und auch die Einnahme von Medikamenten und Schmerzmitteln war deutlich reduziert. Also was hält uns noch zuhause, wir wollen uns nach den Strapazen etwas Gutes tun, auch als Ersatz für die verloren gegangene Reise nach Obereggen.

Im Lindner Parkhotel bin ich schon mehrfach gewesen, denn vor Ort ist ein für mich sehr qualifizierter Physiotherapeut. Als ich bei ihm zum ersten Mal eine Behandlung wegen meiner andauernden Rückenschmerzen hatte, stellte er bei mir unterschiedlich lange Beine fest. Eine weniger angenehme Ausrichtung der Beine, mit anschließender Dehnung und sehr schmerzhaften Bearbeitung der Muskeln führte schon häufiger zum Verschwinden der Rückenschmerzen. Ein

Termin bei Ihm war also Pflicht für mich, auch wenn momentan die Rückenschmerzen nicht sehr intensiv waren. Vorbeugen kann nicht schaden.

Unser Kurzurlaub war wunderschön und auch der „Wettergott" hatte es gut mit uns gemeint. Fast an jedem Tag schien die Sonne und wir konnten uns sogar mit der Seilbahn ganz in der Nähe auf ein Bergplateau bringen lassen. Es war ein Traum und für mich als leidenschaftlicher Skifahrer war schon die reine Anwesenheit auf dem „Berg" bei Sonne und Schnee pure Glückseligkeit. Wir machten einen kleinen Spaziergang und bei einem kurzen Stopp bei einer Holzbank, mit Blick ins Tal, sagte ich zu Regine:

„Ich bin überglücklich, nach dieser Operation, welche erst ein paar Wochen zurückliegt, heute mit Dir hier spazieren gehen zu können. Ich habe verdammtes Glück gehabt und jetzt geht es nur noch aufwärts."

Soviel Motivation habe ich schon lange nicht mehr verspürt.

Wie üblich gehören zu einem Wellnesshotel auch Hallenbad und Sauna, was wir beide täglich nach unseren Spaziergängen intensiv genutzt haben. Zur Abrundung gibt es dann am Abend im Hotel entweder ein tolles Menü oder viele ausgewählte Spezialitäten vom Buffet. Es ist wie immer ein Spiel mit dem Feuer. Entweder die Gewichtszunahme akzeptieren oder mit Tränen in den Augen das Buffet meiden. Wir haben uns für Ersteres entschieden. Gott sei Dank ist die täglich Kalorienzunahme bei uns nach fünf Tagen vorbei und wir treten die Heimreise an.

Zurück in Fürth, wird der Alltag schnell wieder zur Routine. Regine erfüllt Ihre Pflicht im Job und ich verbringe den Tag mit viel Schlafen, Lesen, Spazierengehen und Fernsehen. Ich habe seit einigen Jahren ein Abo bei Sky und da gibt es Sky Krimi, wo regelmäßig Folgen der „Rosenheim Cops" ausgestrahlt werden. Diese Serie entwickelte sich für mich so langsam zum Hit und ich glaube es gibt nur wenige Folgen, welche ich nicht mindestens dreimal gesehen habe. Aber es entspannt mich und die eigentlich im Prinzip gleichbleibende Lösung der Mordfälle ist stressfrei und sehr locker. „I love it". Also, wenn keine anderen Aktivitäten meine Zeit beanspruchten, war wieder „Rosenheim Time" angesagt. Da auch Autofahren keine Schwierigkeiten mehr bereitete, waren auch regelmäßige Besuche bei meiner Mutter auf dem

Wochenplan. Die Arzttermine alle zwei Wochen in der Uniklinik und der monatliche Arztbesuch bei Manfred rundeten meine Aufgaben im Januar, Februar und März 2017 ab. Manfred musste ich eigentlich nur aufsuchen, damit ich für die Krankenkasse meine Arbeitsunfähigkeitsbescheinigung bekam. Da ich als Gesellschafter-Geschäftsführer bei unserer GmbH einen regulären Arbeitsvertrag hatte, war auch meine Firma als Arbeitgeber nach 42 Tagen aus der Lohnfortzahlungspflicht und ich bezog seit dem 43. Tag Krankengeld von meiner Krankenkasse. Um die Leistung zu bekommen war natürlich auch von mir eine Arbeitsunfähigkeitsbescheinigung einzureichen. Allerdings war es für mich auch sehr hilfreich mit Manfred über meine Erkrankung und verschiedene notwendige Vorgehensweisen, z.B. bezüglich Antrag auf Schwerbehinderung zu sprechen. Beim zweiten Termin nach der Operation, das war ca. Ende Februar, verließ ich seine Praxis aber schon sehr nachdenklich. Sein Ratschlag im Gespräch war, ich solle doch jeden Tag nur genießen und meinen Plan, die Firma zu veräußern, so schnell wie möglich umsetzen. Es sei auch empfehlenswert meine „Angelegenheiten" zu regeln. Was er damit direkt gemeint hat, habe ich nicht mehr hinterfragt, aber nach großer Motivation hörte sich das nicht an. Ich glaube meine Verunsicherung rührte auch daher, dass Peter mir auch schon viele negative Informationen über den Tumor zukommen hatte lassen. Gott sei Dank war mein Wissensspektrum über HCC noch nicht sehr ausgeweitet. Außerdem ging es mir ja schon wieder sehr gut und was interessiert mich schon die eventuelle Gefahr bei HCC. Ich lebe. Ende der Diskussion.

Langsam näherte sich der 28.03.2017 und je näher der Termin rückte umso mehr konnte ich eine gewisse, eigentlich mir unbekannte Unruhe, in mir verspüren. Meine Gedanken wurde immer häufiger in Richtung meiner Krankheit abgelenkt und die Frage: „Was wird wohl jetzt passieren und vor allem, wie geht es weiter?" wurde immer konkreter und aufdringlicher. Ich denke ich bin schon stark im Themenbereich der Selbstmotivation, aber langsam wurde diese Unruhe auch für mich sehr schwer zu verdrängen. Hoffentlich ist der Termin bald vorbei, diese Ungewissheit frisst mich fast auf.

Es war ein Dienstag, der 28.03.2017. Mein Termin in der Radiologie der Universitätsklinik Erlangen war um 9 Uhr 30. Regine und ich machten uns schon sehr bald auf den Weg, denn ab 9 Uhr ist es schier unmöglich noch einen Parkplatz im Parkhaus der Klinik zu bekommen. Außerdem ist vor jedem

Kliniktermin die Anmeldung des jeweiligen Bereiches aufzusuchen und da sollte man auch immer mit einer Wartezeit rechnen. Um ca. 8 Uhr 45 waren wir dann an der Anmeldung und es waren noch 6 Personen vor mir an der Reihe. Kurz nach 9 Uhr hatten wir die Formalitäten an der Anmeldung hinter uns gebracht und wir gingen weiter zum Wartebereich A2. Dort werde ich dann abgeholt. Kurz nach 9 Uhr 30 erfolgte zunächst eine ärztliche Aufklärung bezüglich der MRT Untersuchung mit Beantwortung eines einseitigen Fragebogens. Als nächster Schritt wurde mir eine Infusionsnadel gelegt für Blutabnahme und spätere Zuführung eines Kontrastmittels. Jetzt musste ich nur noch warten bis der „Riesenring" frei wurde. Als ich dann auf dem Untersuchungstisch lag wurde mir ein Kopfhörer aufgesetzt und ein Gummiball als Notsignal in die Hand gedrückt. Bitte folgen sie sehr gut den Anweisungen war die letzte Information, bevor ich in den „Ring" gefahren wurde.

„Einatmen – Ausatmen – Luftanhalten" war das immer wieder zu hörende Kommando während der Untersuchung. Beim ersten „Einatmen – Ausatmen – Luftanhalten" wurde ich überrascht, und ich wusste auch nicht wie lange das dauern würde. Schon kreisen die Gedanken: „Hey was ist, wenn mir die Luft ausgeht…" aber die „Luftanhaltephase" war dann doch nicht zu lange und beim zweiten Kommando begann ich damit gedanklich mitzuzählen, damit ich ein Gefühl bekomme wie lange so eine Phase etwa dauert. Das funktionierte dann auch sehr gut. Eine Untersuchung dauert ca. 35-40 Minuten und geht auch ohne große Unannehmlichkeiten vorüber. Jetzt war nur noch die Frage nach dem Ergebnis. Peter war über den Untersuchungstermin bereits von mir informiert worden und er hat mir zugesichert, sobald er ein Ergebnis im Klinik-System sehen kann, mir Bescheid zu geben. Also darauf konnte ich mich schon verlassen. Es wird sicher nicht lange dauern, bis er sich meldet. Ich verließ die Radiologie und machte mich mit Regine auf den Heimweg.

Heute ist der Dienstag, 08.01.2019. Ich habe jetzt seit einigen Tagen nicht mehr an meinem Buch weitergeschrieben. Der Grund ist ganz einfach, mir geht es erst heute wieder besser. Die letzten Tage waren gekennzeichnet von den Nebenwirkungen einer Chemotherapie. Seit gut zwei Wochen wurden meine Schmerzen im Bauchraum immer intensiver und seit Samstag fast unerträglich.

Am Montag habe ich dann mit meinem Onkologen telefoniert und der hat angeordnet, die aktuelle Therapie abzusetzen und erst mal zu pausieren. Am Donnerstag bin ich ja wieder in Erlangen und dann wird das weitere Vorgehen besprochen. Es ist sicher seltsam mitten in einer Geschichte plötzlich in die Gegenwart zu springen, aber das ist das Ergebnis von einem Telefonat mit meiner Schwester. Gestern erkundigte Sie sich bei mir über meinen Zustand, denn sie hatte von meiner Mutter gehört, dass es mir nicht sehr gut geht. Nachdem ich ihr den aktuellen Stand erklärt habe, gab sie mir den Tipp, dieses aktuelle Geschehen einfach mit festzuhalten, damit man auch sieht, dass bei dieser Krankheit auch immer wieder Rückschläge kommen können. Immer wenn starke Schmerzen auftreten, kommen sofort quälende Fragen in den Vordergrund meiner Gedankenwelt: „Geht es jetzt los, macht meine Leber jetzt Schwierigkeiten? Wie lange geht es noch gut? Werde ich schon gelb?" nun ja letzteres kann ich dann immer sofort vor dem Spiegel prüfen und stelle bisher jedenfalls keinerlei Gelbfärbung fest. Aber trotzdem ist so eine Phase sehr beunruhigend. Übrigens ich schreibe seit dem 29.11.2018 an meiner Geschichte. Der Impuls hierfür war mein Traum auf der Urlaubsinsel Fuerteventura, wo Regine und ich im November eine Woche verbrachten. Dort habe ich eines Nachts geträumt, dass ich ein Buch schreiben werde (ich der Antischriftsteller) und ich konnte mich tags darauf an so viele Details des Traumes erinnern, dass ich nach unserer Rückkehr aus Fuerteventura tatsächlich damit begonnen habe. Ich ließ Regine, meine Tochter und meine Schwester die ersten ca. zehn Seiten gegenlesen und alle drei motivierten mich anschließend dazu unbedingt weiter zu schreiben, was ich dann letztlich auch erfüllt habe. Nun gut, heute geht es mir wieder deutlich besser und ich schreibe wieder ein paar Zeilen.

Wann meldet sich Peter endlich? Jede Minute des Wartens trägt zu einer Verunsicherung bei. Es wird doch keine Probleme geben? Ich versuche mich abzulenken und setze mich an meinen Laptop und spiele Spider Solitär. Das Kartenspiel ist bei Windows 10 mit installiert. Nichts Aufregendes aber irgendwie beruhigend für mich. Um zirka halb vier machten wir uns eine Tasse Kaffee unsere fast schon üblich Nachmittagszeremonie. Kaum hatten wir unseren Genuss beendet, meldete sich Peter.

„Sieht nicht so gut aus" war sein Kommentar ohne jegliche Begrüßung. Manch einer wäre jetzt erschrocken, aber ich kenne meinen Freund sehr gut und weiß, dass er bei ernsten Dingen schnell zur Sache kommt.

„Was heißt das?" und bevor ich meine Frage präzisieren konnte, übernahm Peter wieder das Wort:

„Es sind drei neu Herde aufgetaucht, zwei etwa 1-2 cm groß und der dritte etwa 3-4 cm. Das ist nicht schön, aber du bist am Freitag zur Besprechung im Tumorboard und dann sehen wir weiter. So wie es jetzt aussieht kommt eventuell eine Radiofrequenzablation in Frage."

„Und was ist das?"

„Na ja, da wird mit einer Nadel der Tumor von innen stark erhitzt und so die Zellen abgetötet, heißt auch verkochen. Das hat ganz gute Erfolgschancen, aber näheres dann nach dem Freitag."

Eine schöne Nachricht sieht anders aus. Trotz sehr schwieriger Operation, sind Tumorherde neu erschienen und das gleich mehrfach. Ich war total niedergeschlagen und hatte zum ersten Mal in meinem Leben richtig Angst. Als ich Regine über das Ergebnis berichtete, kamen mir die Tränen. Ich war doch jetzt so glücklich mit Regine und das soll alles schon wieder zu Ende sein. Ich habe schon darüber nachgedacht, ob ich ein drittes Mal heiraten soll, denn ich war mir ganz sicher, mit Regine wäre das wunderbar und jetzt das. Wir hielten uns einige Minuten im Arm und schwiegen.

„Die finden einen Weg, Peter wird sich schon darum kümmern" mit diesen Worten beendete Regine unsere sentimentale Phase und das war gut so. Noch ist nichts passiert, meine Leber ist voll funktionstüchtig und die paar Herde, die kriegen die schon weg. „Alles wird gut", schoss es durch meinen Kopf „ich komme da raus, denn ich will das", mit diesen Gedanken wurde die restliche Sentimentalität vertrieben. Und apropos „Heiraten", warum sollte ich noch warten. Wenn Regine auch so denkt wie ich und mit mir glücklich ist, wird sie schon ja sagen. Am nächsten Tag, nachdem ich mein Stimmungstief verabschiedet hatte, machte ich Regine einen Antrag und obwohl ich noch keinen Verlobungsring hatte, antwortet

Regine deutlich mit „Ja". Aller Kummer war vergessen und wir freuten uns auf die Hochzeitsplanung. Die Hochzeit sollte im Sommer stattfinden.

Gleich am nächsten Tag machte ich mich auf den Weg in das Stadtzentrum nach Nürnberg. Beim „Juwelier Christ" habe ich schon häufiger eingekauft und ich war mir sicher dort einen schönen Ring zu finden. Es hat auch nicht lange gedauert und meine Wahl fiel auf einen Ring aus Weißgold mit einem kleinen Diamanten. Ich hoffte auf Gefallen. Meine Hoffnung glaube ich, wurde zu einhundert Prozent erfüllt, Regine schien überglücklich. „Mein erster Diamant, wie schön er ist" stolz präsentierte sie mir ihre Hand und ich muss sagen der Ring glänzte schon toll an ihrem Finger. Sah echt gut aus.

Am Freitagnachmittag hatte ich dann den Termin in der Uniklinik. Dass erneut Probleme auftraten wusste ich ja bereits, also ging es eigentlich nur noch um die Frage, wie geht es weiter und wie sind meine Chancen auf Heilung. Mein Gesprächstermin war in der Medizinischen Klinik Privatstation bei einem jungen Arzt. Innerhalb kürzester Zeit hatte er mir klar gemacht, dass es beim HCC fast üblich ist, dass neue Tumorherde auftauchen und es nur sehr selten zu einer Komplettheilung kommen kann. Diese sei eher unwahrscheinlich. Bei jeder Therapie geht es eigentlich nur darum das Wachstum aufzuhalten und Zeit zu gewinnen. Da bei mir jetzt drei gut erkennbare neue Tumore zu sehen sind, wurde im Tumorboard besprochen, dass ich mittels Radiofrequenzablation behandelt werde. Dazu ist ein stationärer Aufenthalt von 3 Tagen erforderlich. Meine Leber sei aber sonst sehr gesund und es besteht keine Zirrhose, nur eine leichte Fettleber. Folglich sind die Erfolgschancen für diesen Eingriff sehr gut. Als Termin für die RFA wurde der 03.05.2017 fixiert.

Als ich wieder zuhause war, kämpften in mir zwei höchst unterschiedlicher Gedanken:

„Ok, die Dinger werden „verkocht" und dann ist Ruhe, alles wird wieder normal. Da der Eingriff nicht schwer ist, wird Ende Mai der Spuk ein Ende haben."

„Was heißt das, eine vollständige Heilung ist sehr selten? Kann man diesen Tumor nicht besiegen."

Der zweite Gedanke veranlasste mich umfangreich im Internet zu recherchieren. Nach den ersten Informationen habe ich mir gedacht „ das hättest du lieber nicht tun sollen" aber im Nachhinein hat mir das viele Lesen über die Erkrankung auch viel Mut und Energie gegeben, den Kampf aufzunehmen. Zunächst las ich „Überlebensdauer bei HCC ohne Behandlung liegt bei ca. 6-12 Monaten" und das hieße für mich, nach der RFA bin ich ja schon in der kritischen Zeitzone. Nein, das war falsch, ich bekomme ja Behandlungen. Aber auch alles Weiterlesen lies nicht wirklich Jubel und Freude aufkommen. Beim Deutschen Krebsforschungszentrum fand ich folgende Aussage:

„Deutschland findet sich im internationalen Vergleich zwischenzeitlich unter den Ländern mit den höchsten Überlebensraten", zieht Hermann Brenner Bilanz. „So liegt die 5-Jahres-Überlebensrate bei Darmkrebs z. B. deutlich über 60%, nachdem sie in den 90er Jahren noch bei ca. 50% gelegen hatte. Gerade auf diesem Gebiet könnten die Zahlen jedoch noch besser ausfallen, wenn mehr Menschen die Möglichkeit zur Früherkennung wahrnehmen würden." Auch bei Leberkrebs haben sich die Überlebensraten deutlich verbessert, von 6,5% in den 90er Jahren auf heute 14,4%, sowie beim Lungenkrebs, bei dem die Überlebensraten von 11,6% auf 16,2% gestiegen sind.

Dennoch haben Leber- und Lungenkrebs weltweit die schlechteste Prognose aller 10 untersuchten Krebsarten, mit 5-Jahres-Überlebensraten von weniger als 20% sowohl in Entwicklungsländern als auch in Industrienationen. Diese Krebsarten werden meist erst in einem fortgeschrittenen Stadium erkannt, in dem oft keine wirksame Behandlung mehr möglich ist. So ist zwar die Überlebensrate im Verlauf der Studie auch in anderen Ländern um bis zu 10% gestiegen, etwa in China, Israel, Japan und Korea. Sie bleibt jedoch sogar in einigen Teilen Europas unter 10%, etwa im Vereinigten Königreich."

Also zwei von fünf leben länger als zwei Jahre und einer von fünf schafft die Fünfjahresgrenze, tolle Prognose. Trotz allem entschied ich für mich, ich gehöre zu den Ausnahmen, welche die 5-Jahres-Überlebensraten positiv gestalten. Ich bin ja auch eine der wenigen Ausnahmen, die ohne eine Zirrhose einen Lebertumor bekommen haben.

Es vergingen viele Tage mit Recherchen im Internet zum Thema Krebs und immer wieder wechselte meine Stimmung vom kämpferischen „dem werde ich es schon zeigen" zum verzweifelten „wie lange wird das noch gut gehen?"

Zu dieser Zeit viel mir die Geschichte vom „Brandner Kasper und sein ewiges Leben" ein. Diese sehr alte, eigentlich dramatische Komödie habe ich in der Vergangenheit schon ein paar Mal mit unterschiedlichen Schauspielern gesehen. In dem Stück geht es darum, wie der Brandner Kasper den Tod zuerst betrunken macht, ihn dann beim Kartenspielen betrügt und der Gewinn ist sein Weiterleben. Der Tod muss nach dem verlorenem Spiel unverrichteter Dinge wieder gehen. Der alte Brandner Kasper war ganz schön schlitzohrig und so etwas könnte ich mir auch gut vorstellen. Also wenn es sein muss, zum Kartenspielen bin ich bereit.

Gedanken über den Tod gehörten fortan zu meinem Leben, aber Angst vor dem Sterben habe ich eigentlich noch nie gehabt und auch jetzt bleibt sie mir fern. Ich denke immer, naja, irgendwann bist du sowieso dran aber merken werde ich das dann eh nicht mehr. Viel schlimmer ist immer die Situation für die Menschen die dich liebten und mit deinem Verlust zurechtkommen müssen. So ein Erlebnis habe ich ja schon hinter mir…

Nur eins wurde mir deutlich klar, es war an der Zeit meine Verantwortungsbereiche zu reduzieren und es ist notwendig meine wichtigen Lebensinhalte klar zu definieren, gegebenenfalls zu vereinfachen und zusätzlich alles exakt festzuhalten. Auch die Erstellung eines Testamentes wurde von mir gedanklich in Erwägung gezogen. Zunächst fasste ich alle wichtigen Bankverbindungen, Konten, Darlehen und Guthaben in eine Excel Tabelle. Als nächstes wurden alle Zugangskennungen und Passwörter in dieser Liste ergänzt. Fehlten die Versicherungen und Anlagekonten. Das Ganze wurde von mir sauber sortiert und gelistet. Die nächste Überlegung war, was brauche ich nicht mehr, was kann ich abschaffen. Da viele Dinge der Liste mit meiner Firma in Verbindung standen, wuchs bei mir die Erkenntnis, ich sollte doch langsam an einen Verkauf der Firma denken. Ich war sowieso nicht mehr in die Geschäftsaktivitäten involviert, und der Krankenstand ließ noch kein Ende erkennen. Bei Fritz wusste ich, dass er einem Verkauf zustimmen würde, er wartete eigentlich nur darauf bis ich sage „jetzt ist Schluss". Na gut, sobald mein Eingriff überstanden ist werden wir uns mal mit dem Thema etwas mehr beschäftigen.

Auch wenn mein stationärer Aufenthalt im Mai noch bevorstand, Regine überzeugte mich sehr schnell, dass es Zeit war, mit den Vorbereitungen der Hochzeit zu beginnen. Außer, dass wir im Sommer heiraten wollten, stand Anfang

April nichts fest. Das schwierigste wird wohl die erfolgreiche Suche nach einer guten, aber auch nicht alltäglichen Lokation sein. Regine träumte von einer freien Hochzeit zum Beispiel an einem See. Also konzentrierte sich unsere Suche auf Hotels oder Gasthäuser in der Region um Nürnberg und Würzburg mit der Möglichkeit einer freien Trauung. Große Auswahlmöglichkeiten gab es nicht aber dafür schon sehr interessante. Platz eins war sehr schnell das Hotel „Freihof" in Prichsenstadt. Prichsenstadt liegt an der Autobahn A3 zwischen Nürnberg und Würzburg an der Ausfahrt Wiesentheid. Also können unsere Gäste aus Nürnberg und auch aus Würzburg mit etwa gleichlanger Anreise rechnen. Zunächst war nur zu klären, ob überhaupt noch Termine für den Sommer 2017 zur Verfügung waren. Parallel dazu muss auch der Termin beim Standesamt möglich sein. Beim Freihof wäre das alles ideal, denn das Standesamt ist im Ort nur um die Ecke. Regine und ich sind echte „Glückspilze", zumindest was die Terminfindung im Freihof ergeben hat. Telefonisch konnten wir Freitag, den 04.08.2017 anvisieren und vereinbarten zunächst einen Besuchstermin für das kommende Wochenende. Die erste Hürde schien genommen, da auch das Standesamt in Prichsenstadt uns vorab schon den Termin am 04.08.2017 bestätigen konnte.

Die zweitschwierigste Aufgabe wird wohl sein, wen laden wir dazu eigentlich überhaupt ein und als Ergänzung, wer wird dann auch kommen. Unsere Gästeliste bewegte sich in einer Spannungsbreite von „nur Familie" bis „mit allen Freunden". Argumente, für und wider, einer kleinen und großen Hochzeit wechselten sich ständig ab. Auch der Gedanke zu verreisen und zum Beispiel die Trauung in der Karibik am Strand zu vollziehen, war eine unserer Überlegungen. Letztendlich war das Ergebnis eine Auswahl aus Familie und wichtigsten Freunden, was uns auf eine Anzahl von etwa 30 Personen kommen lässt, vorausgesetzt alle Eingeladenen nehmen auch teil. Jedenfalls konnten wir mit dieser Hochrechnung am Wochenende in Prichsenstadt eine grobe Planung angehen.

Aber nicht nur die Hochzeitsplanungen fingen an uns zu beschäftigen, nein, es ist auch noch eine weitere Überlegung in unserem Lebensalltag aufgetaucht. Regine und ich dachten schon lange darüber nach, wo wir denn letztendlich einmal unser gemeinsam errichtetes Heim finden werden. Obwohl Regine ja seit November hauptsächlich bei mir in Fürth lebt und seitdem auch hier arbeitete, war das nur für eine vorübergehende, zeitlich begrenzte Zeitspanne, welche wir vereinbart hatten. Sobald ich plane mich aus der Firma zurückzuziehen, oder diese zu verkaufen, wollten wir uns ein neues „Nest" bauen. Dieser Zeitpunkt wird sich nach derzeitigen Erkenntnissen nach vorne verlagern und so begannen wir auch diesbezüglich unser weiteres Vorgehen intensiver zu planen. Eine Option war, Regine verkauft ihr Haus in Höchberg und mit dem Erlös trägt sie zum ersten Teil des Kaufpreises für ein neues Objekt bei. Ich verkaufe dann meine Wohnungen, und von dem Erlös und meinem vorhandenen Kapital bringe ich damit den zweiten Teil ein. Es war schon eine Möglichkeit, aber dann wäre unser finanzieller Background ziemlich aufgebraucht. Eine Finanzierung wäre für uns nämlich nicht mehr vorstellbar. Als zweite Option war, wir verändern das Haus in Würzburg, indem wir renovieren, was notwendig ist und suchen uns gemeinsam neue Möbel aus. Dazu gehört auch ein Umbau der Räumlichkeiten, durch Versetzen und Entfernen einiger Wände. Das Haus sollte halt nicht mehr viel an den Zustand der Vergangenheit erinnern, um für uns so etwas wie einen Neubeginn darzustellen. Unsere Entscheidung ging dann letztendlich in diese Richtung, denn auch die Nähe von Regine zu Ihren Eltern, war ein wichtiges Argument dafür. Regines Mutter leidet schon sehr stark an Demenz und für Regine wäre es sicher nicht zum „Aushalten", wenn sie jetzt dauerhaft weit von ihrer Mutter entfernt leben müsste. Da ich mich zwischenzeitlich auch sehr wohl innerhalb von Regines Familie fühle, war also Option zwei unser Maß der Dinge. Die finanzielle Seite spielte natürlich auch eine Rolle. Bei einem Neukauf ist für ein einigermaßen vernünftiges Haus, aus unserer Sicht, schon mit einem Kaufpreis von 500 – 600 Tausend Euro zu rechnen. Wenn wir renovieren und umbauen, können wir schon sehr viel mit rund 100 Tausend Euro erreichen. Die Sache war entschieden. Das hieß aber auch, jetzt mit der Planung des Hausumbaus zu beginnen. Es ist bekannt, dass es seit einigen Jahren nicht mehr so leicht ist gute Handwerker zu bekommen.

Also begannen wir etwa zeitgleich zwei Projekte zu intensivieren und es war gut so, denn diese neue, doch umfangreiche Beschäftigung lenkte mich einigermaßen von meinem Hauptproblem ab. Auch mein gesundheitlicher Zustand gab mir keine Impulse, dass ich doch einer sehr heftigen Krankheit ausgesetzt bin. Bis auf das Warten auf den Termin für den Eingriff, was ab und zu mit geringfügigen negativen Begleitwellen zu überstehen war, ging es mir sehr gut.

Am Mittwoch, den 03.05.2017 musste ich um 7 Uhr wieder einmal in der Chirurgischen Klinik der Uniklinik in Erlangen sein. Alles erfolgte schon fast routinemäßig. Anmeldung, Stationsschwester, Zimmerbelegung und Gesundheitscheck. Um 11 Uhr ging es dann zu den Operationsräumen. Der Eingriff war natürlich unter Vollnarkose. Allerdings, als ich aufwachte, war ich schon wieder auf meiner Station und mir ging es sehr gut. Von einer Operation war nichts zu spüren und am Bauch klebten nur drei weiße Pflaster. Keine Schläuche, keine Infusion mehr und auch keine Halluzinationen, alles war gut. Zur Beobachtung sollte ich den Donnerstag noch im Krankenhaus verbringen und am Freitagvormittag durfte ich schon wieder nach Hause. Es ist schon erstaunlich mit welcher Technik heute schon komplizierte, medizinische Eingriffe durchgeführt werden. Ich möchte gar nicht wissen, wie das etwa in 30 Jahren aussieht. Da mein Krankheitsbild am Tag meiner Entlassung erst noch im Tumorboard besprochen wird, sollte ich mich am Montag telefonisch bei meinem zuständigen Arzt melden, um zu erfahren, wie es weitergeht.

Das Wochenende verlief ohne weitere aufregende Ereignisse. Wir waren Samstag und Sonntag in Höchberg, begannen alle Räume im Erdgeschoss zu vermessen, um aus den Werten einen zukünftigen Grundrissplan zu erstellen. Mein großer Wunsch war die Küchenwand zum Wohnzimmer zu entfernen, denn ich liebe offene Küchen mit direktem Anschluss des Essbereiches. Liegt wohl daran, dass ich sehr gerne koche und so beim Kochen nicht isoliert in der Küche stehe, sondern eventuelle Gäste dann am Kochgeschehen teilnehmen lassen kann. Ich denke es hat nicht lange gedauert, Regine von meiner Idee zu überzeugen. Parallel dazu gewinnen wir im Eingangsbereich mehr Platz, da die Wand vom Eingangsbereich zur Küche, weiter in die Küche gesetzt werden kann. Der jetzige Grundriss im Erdgeschoss entspricht dem eines standardmäßigen Reihenhauses, mit kleinem Eingangsbereich, rechts Gästetoilette, anschließend Treppe nach oben und zum Keller. Links erst Eingang zur Küche und dann Durchgang zum Wohn- und Essbereich. Als Nichtarchitekten war es für uns gar nicht so leicht einen maßstabsgetreuen Grundrissplan zu erstellen. Aber wir haben es geschafft. Noch am Sonntagabend fuhren wir zurück nach Fürth, denn Regine musste tags darauf wieder in der Apotheke arbeiten.

Am Montag war das Telefonat mit meinem Arzt in der Klinik sehr positiv. Er bestätigte mir, dass der Eingriff ein voller Erfolg war und alle drei Tumorherde entfernt werden konnten. Auch sei der Zustand meiner Leber nach der Operation im Dezember sehr gut. Es gilt es nur zu warten was die Zukunft bringen wird. Als Termin zur Kontrolle mittels MRT-Untersuchung wurde mir der Dienstag der 04.07.2017 mitgeteilt. Bis dorthin war keine weitere Maßnahme notwendig, sollte es mir aber schlecht gehen und Beschwerden auftreten, könnte ich jederzeit in die Klinik kommen.

Okay, im Moment scheint alles gut zu sein, es heißt nur wieder einmal „Abwarten". Mein Leben änderte so langsam den Jahresablauf. Nicht mehr Jahreszeiten, Urlaub oder Feiertage waren die Meilensteine, nein ich lebte langsam von einem MRT-Termin zum nächsten. Da wusste ich allerdings noch nicht, wie häufig das noch sein wird.

Regines Tochter Natalie wohnte in einer von mir im letzten Jahr erworbenen Eigentumswohnung in Darmstadt. Da in der Studentenstadt Wohnraum wie überall sehr knapp war und es sehr schwer ist, wenn du nicht vor Ort bist, eine gute Wohnung oder WG zu finden, schien mir der Weg des Kaufes eine gute Option. Selbst wenn Natalie den Studienplatz nicht bekommen hätte, wäre es keine Fehlinvestition gewesen, denn vermieten lässt sich bei dieser Nachfrage die Wohnung sicher. Dass es keine so gute Investition war, stellte sich erst heraus, als Natalie dann dort wohnte. Was keiner von uns wusste und auch der Makler uns nicht mitteilte, es handelte sich um das bekannte Darmstädter „Junkie-house". Drogenhandel war wahrscheinlich das Kerngeschäft für einige Bewohner. Die Wohnung mit Ihren 2 Zimmern war zwar sehr nett und auch sehr gut ausgestattet, mit modernisiertem Bad und kleiner von mir eingebauten Küche, aber dort zu wohnen, konnte auch ich mir vorstellen, ist nicht so toll. Es war selbstverständlich, dass Natalie diese Wohnung wieder verließ und mit, einer ihr gut bekannten Studentin, eine WG an anderer Stelle als Mieterin gründete. Die Wohnung konnte ich schnell ohne Verluste über den gleichen Makler wieder verkaufen und es entstand für niemanden ein Schaden. Einziger zusätzlicher Aufwand war der nichtgeplante Umzug von Natalie in die neue WG. Aber mit ein paar angeheuerten Studenten und der Unterstützung von Regine und mir als Fahrer des Transporters wurde auch diese Hürde gut genommen. Eigentlich waren wir dann alle froh, dass Natalie nicht mehr in diesem „berühmten" Haus in Darmstadt wohnen musste.

Den Kaufpreis konnten Regine und ich natürlich auch sehr gut für die Renovierung des Hauses gebrauchen. So war ich nicht gezwungen meine Reserven anzugehen und das dadurch verfügbare Kapital ließ schon Einiges an Umbaumaßnahmen zu. Mein guter Bekannter Konrad, genannt Conny, hat bei mir in verschiedenen Wohnungen, mit seinem Geschäftskontakt Angelo zusammen, die Bäder und Sonstiges erneuert. Wände versetzen, sanitäre Installationen und Fliesen verlegen sind ihr Metier. Also lag es nahe, die beiden zu fragen, ob sie auch bereit wären diesen Job bei uns im Haus in Höchberg zu übernehmen. Eine Besichtigung vor Ort sollte klären, ob der Auftrag für sie machbar und kalkulierbar sei. Ende Mai besuchten uns Conny und Angelo vor Ort und es wurde eine ausführliche Besprechung bezüglich unserer Pläne durchgeführt. Als Ergebnis stand fest, dass sie den Auftrag im kompletten Umfang annehmen und zirka eine bis zwei Wochen Arbeitszeit dafür mir ihren Handwerkern einplanen. Als Starttermin war die letzte Juliwoche anvisiert worden. Zusätzlich zu den bisher gedachten Arbeiten, kam noch die Installation einer neuen Gastherme mit Warmwasserspeicher inklusive der Ergänzung eines Zirkulationssystems der Wasserleitung (was immer das auch sein soll), da mit dem bisher vorhandenen Durchlauferhitzer niemals genügend Wasserdruck erreicht werden kann. Das kam uns dann aber auch logisch vor, denn beim Duschen mit Warmwasser war die Wassermenge schon gering und wenn jetzt noch jemand anders sich an der Warmwasserleitung in der Küche bediente, dann war das Wasser unter der Dusche ganz schnell kälter. Und genau um dieses Problem zu beheben, war die Ergänzung und Erneuerung der Heizanlage notwendig. Es sollte uns noch ein Kostenvoranschlag zugestellt werden, aber ich war mir eigentlich jetzt schon sicher den Auftrag an die beiden zu vergeben, weil sie auch bisher immer voll meine Zufriedenheit erreicht hatten. So ist es dann auch nach dem Kostenvoranschlag geschehen, sie bekamen den Auftrag Ende Juli zu starten. Parallel dazu war noch die Erneuerung der Holzterrasse durchzuführen. Auch hierfür haben wir uns schon sehr bald für einen Schreiner entschieden, welcher uns im letzten Herbst schon die Dachfenster erneuert hatte. Schnelle, saubere und ordentliche Arbeit, bei angemessenem Preis, war sein Markenzeichen und auch der Terrassenbau wurde dann im Juni von ihm so durchgeführt. Wir waren wieder einmal sehr zufrieden und die neue Terrasse sieht schon toll aus.

Regine war auf der anderen Seite mit der Planung unserer Hochzeit voll in ihrem Element. Frauen haben da schon ganz andere Gedanken als Männer, wenn es um Notwendigkeiten, Details, Dekorationen und wesentliche Bestandteile einer Hochzeit geht. Jedenfalls übernahm Regine den Job einer „Wedding-Planerin" perfekt. Zunächst war es schon mal wichtig, die richtigen Ringe auszusuchen und da sollten wir nicht mehr sehr lange warten, denn man weiß ja nie, wie lange die Fertigungszeit dauert. Also auf nach Würzburg um die Juwelierläden zu begutachten. Kein leichter Job für einen Mann, aber auch das Mitwirken beim Kauf der Eheringe gehört zu einer Hochzeit. Regine hatte sicherlich ein Einsehen mit mir und zögerte die Entscheidung zur Ringwahl nicht unnötig in die Länge. Natürlich war mein Anspruch für Ihren Ring die Besetzung mit mindestens einem

Diamanten. Nach und nach nahmen die Vorbereitungen Fahrt auf. Nach dem Besuchstermin in Prichsenstadt war auch hier Einigung zur Hochzeitsfeier vor Ort erzielt und die Geschäftsführerin des Hotels Frau B. hatte noch viele gute Tipps zur Organisation für uns parat. So war als ein Highlight neben der Trauung eine Fahrt für alle Hochzeitsgäste mit den Aaglandern von uns gebucht worden. Aaglander sind alte Kutschen, nur ohne Pferde. Sie werden mit Dieselmotoren angetrieben und sind sehr beliebte Touristenattraktionen in den fränkischen Weinbergen. Des Weiteren benannte sie uns noch Konditorei für Kuchen und Gärtnerei für Blumenschmuck. Es ist einfach wichtig, Buchungen rechtzeitig vorzunehmen, damit eine Fehlerquote am Hochzeitstag relativ gering gehalten werden kann. Ich hatte noch die Aufgabe übernommen mich um die musikalische Untermalung zu kümmern. Dabei habe ich sofort an Sascha und Danny, seine Frau, gedacht. Die beiden hatte ich schon mehrfach bei mir an Firmenfeiern, wie zum Beispiel an Weihnachten, engagiert, und sie sind schon hervorragende Künstler. Als ich telefonischen Kontakt zu Sascha aufnahm, gab er mir schon sofort am nächsten Tag die Zusage am Freitag dem 04.08.2017 an unserer Hochzeit zu singen. Da wir uns schon länger kannten übernahm er den Auftrag auch noch zu einem Freundschaftspreis. Einfach super, wenn man gute Kontakte hat und diese auch pflegt.

So griff langsam ein Zahnrädchen ins andere und unser Traumevent rückte ohne große Probleme immer näher. Die Einladungen für unsere Gäste, mit zwei Bildern aus unserer Jugendzeit von uns auf der Titelseite, wurden von uns selbst gefertigt und waren auf dem Weg zu den Empfängern. Die Resonanz war umwerfend. Alle wollten dabei sein, sogar Regines Familienangehörige aus den USA und Österreich und meine „Italiener" sagten zu. Wenn das kein gutes Omen ist, ich glaube alle freuten sich über unser Glück.

Schnell vergingen die Monate Mai und Juni. Der vierte Juli war fast erreicht und bei mir kamen langsam Erinnerungen zurück, welche doch wieder leichte Verunsicherungen in Begleitung haben. „Was, wenn wieder neue Herde aufgetaucht sind?" und „wenn ja, was passiert dann?" waren die sich weiderholenden Fragen. Es ist schon erstaunlich, solange eine gewisse Distanz zum nächsten MRT Termin ist und du gut beschäftigt bist, denkst du überhaupt nicht an die Krankheit, aber wenn der Termin wieder kurz bevor steht, dreht sich das Blatt. Meine Unruhe verstärkte sich fast täglich und ich hoffte letztendlich, dass der vierte Juli bald vorbei war. Eine absurde Motivation half mir dann doch dabei die Wartezeit leichter zu überwinden. Der vierte Juli, der „day of independence" wird auch sicher mein „day" werden, fing ich an, mir einzureden.

Am lang erwarteten Tag musste ich wieder mal in der Uniklinik um 8 Uhr 30 die Anmeldung der Radiologie aufsuchen. Regine war bei Ihrem Job in der Apotheke, deshalb fuhr ich alleine nach Erlangen. Ich habe ihr aber versprochen, sie sofort zu informieren, sobald ich von Peter ein Ergebnis mitgeteilt bekomme,. Alles verlief wie bisher immer nach Plan. Fragebogen ausfüllen, Kurzgespräch mit dem Arzt bezüglich Aufklärung über MRT, Legen einer Infusion und dann ab in die Röhre. Auch hier keine außergewöhnlichen Ereignisse während der ca. 40 minütigen Untersuchungsdauer. Ich ging dann noch zur Onkologie um die Blutabnahme durchführen zulassen und die Infusionsnadel wieder zu entfernen. Zwischenzeitlich informierte ich Peter per Telefon über den Vollzug des MRT. „Ich melde mich" war sein Kommentar. So gegen 11 Uhr 30 ging ich wieder Richtung Parkhaus, um mit meinem Auto den Heimweg anzutreten. Am Kassenautomat war dann vorerst mal der Weg zum Auto unterbrochen. „Karte nicht lesbar" wurde nach Einführen des Parktickets am Display angezeigt. Was ist denn jetzt los? Auch ein erneutes Einführen zeigte das gleiche Ergebnis. Also war ich gezwungen den Service-Knopf zu drücken. Eine männliche Stimme fragte nach meinem Problem und ich erklärte dass ich um 8 Uhr 30 zum MRT Termin in der Klinik war und jetzt eigentlich wieder heimfahren wollte, aber mein Parkschein nicht funktioniert. „Haben sie den Parkschein in der Kabine beim MRT dabeigehabt?" Da meine Antwort „Ja" war, bekam ich die Erklärung: „Schon beim Betreten der Kabine, werden die Daten auf der Karte gelöscht und diese wird ungültig". Der Mann war sehr nett und forderte mich auf, den angezeigten Betrag in den Kassenautomat zu entrichten, dann bekomme ich ein neues Ticket. Gesagt, getan und schon hatte ich wieder einen gültigen Parkschein. Für die Zukunft hieß das Vorsicht, nie das Ticket in die MRT-Kabine mitnehmen.

Ich war ganz froh, dass mein Auto im Parkhaus stand, denn der Sommer kehrte mit hochsommerlichen Temperaturen zurück und die Sonne heizte den Innenraum der Autos schon richtig auf. Am kommenden Wochenende findet auch in Nürnberg die Almoshofer Kirchweih statt und da sind immer Temperaturen um die 30 Grad standesgemäß. Da mein Garten zur Gemarkung Almoshof gehört, ist es natürlich für mich schon fast Pflicht am Sonntagsumzug dabei zu sein. Eigentlich war soweit alles ok. Mir ging es relativ gut, das Wetter beginnt auch langsam sommerlich zu werden und es fehlte nur noch ein gutes Ergebnis bezüglich meiner MRT Untersuchung. Dass sich Peter noch nicht gemeldet hat? Wahrscheinlich ist das Ergebnis noch nicht im System. Er meldet sich sicher sobald er was weiß. Ich stieg in mein Auto, verließ das Parkhaus und fuhr nach Hause. Dort machte ich mir zunächst einen kleinen Imbiss mit Brot, Schinken, Käse und Ei (wird auch umgangssprachlich als „Strammer Max" bezeichnet), aber bevor ich zu essen begann, bekam ich eine WhatsApp von Peter mit dem Text: „Sieht nicht so gut aus, melde mich heute Abend – LG Peter". Was hat das nun wieder zu bedeuten. Als Anhang war eine Aufnahme meiner Leber beigefügt, welches mir aber nicht viel an Information gab. Keine Ahnung, was da zu sehen war. Es waren nur vereinzelt dunkle und helle Flecken zu sehen. Aber was diese bedeuten, war mir momentan ein Rätsel. So schnell dreht sich ein Stimmungsbild. Vor zirka einer Stunde habe ich noch über die Almoshofer Kirchweih nachgedacht und jetzt sieht alles wieder beängstigend aus und das nur, weil ich nichts Genaues weiß, aber dieses „Unwissende" bedeutet keinesfalls was Gutes. Mir gelang es trotzdem zunächst mal die negativen Gedanken zu verdrängen und ich vertagte die heikle Situation erst mal auf heute Abend, wenn ich von Peter mehr erfahren habe. An Regine schickte ich eine WhatsApp: „Peter meldet sich heute Abend". So konnte sie wenigstens ihren Arbeitstag ohne Stress zu Ende bringen. Es reicht auch, wenn wir uns nach der Information von Peter weitere Gedanken machen. Nach dem Imbiss machte ich mich auf den Weg in den Garten, das ist der einfachste Weg, um auf andere Gedanken zu kommen.

Das Wetter war ok, der Pool war sauber, warum sollte ich nicht die Sonnenstunden mit Poolgängen und Relaxen nutzen. Kaum war ich am Garten angekommen, da erschien auch schon mein Nachbar Thomas mit der unmittelbaren Frage: „ Und, wie sieht es aus?" Er wusste natürlich von meiner heutigen MRT Kontrolle und seine Frage klang auch nicht nur nach Neugierde, sondern an seiner Tonlage merkte ich auch ein gewisses Maß an Sorgen. „Ich weiß noch nicht Genaues, aber es soll nicht ganz so gut sein. Näheres demnächst" war meine knappe, aber präzise Antwort. Danach lenkte ich das Thema auf das Programm der Kirchweih, denn Thomas ist bei allen Aktivitäten zu dem Event immer voll mittendrin. Zum Umzug verriet er aber überhaupt nichts. Es sollen nur wieder ganz tolle Wägen dabei sein und „das darf man nicht verpassen" war seine Aufforderung. Jedes Jahr zur Kirchweih versehen die „Einheimischen" Almoshofer mehrere Traktoren und deren Anhänger mit verschiedenen lustigen Aufbauten, ähnlich wie bei einem Faschingszug im Rheingebiet. Allerdings gibt es hier keine großen Sponsoren oder professionelle Firmen, welche sich um die Aufbauten kümmern, nein, alles wird in Eigenregie geplant und gebaut. Das Ergebnis sind aber trotzdem ganz toll ausgearbeitete Motive des Alltags. Gut, am Sonntag werden wir dabei sein, egal was passiert.

Gegen 17 Uhr machte ich mich auf den Heimweg. Da ich mit dem Fahrrad gefahren bin, muss ich zirka 15 Minuten für die Heimfahrt kalkulieren und ich denke so ab 17 Uhr 30 kann ich mit Peters Anruf rechnen. Kaum war ich zu Hause angekommen, klingelte auch schon mein Handy.

„Hi, Peter, was ist los und was sollen mir die Bilder sagen, ich verstehe das nicht so richtig" war meine Begrüßung.

„Ja, also es sind wieder fünf neue auffällige Herde entdeckt worden, einer mit knapp zwei cm Durchmesser und die anderen zwar kleiner als ein cm, aber trotzdem heißt das, es gibt ein starkes Wachstum. Die drei vorherigen Herde konnten aber gut entfernt werden. Alle neuen Herde befinden sich ausschließlich in der linken Leberhälfte. Das sind die kleinen hellen Punkte auf dem Bild."

„Und was heißt das jetzt für mich?"

„Zunächst bist du erneut am Freitag im Tumorboard und da wird wieder der weitere Weg besprochen. Ich denke es wird zu einer Chemo-Behandlung kommen mit dem Mittel „Sorafenib". Eine Alternative wäre noch die linke Leberhälfte zu entfernen, aber das wäre wieder eine riesen Operation und dann ist nicht gesagt, dass es nicht auch in der rechten Hälfte losgeht. Die Leber würde die Operation schon verkraften, aber das ist schon ein „Act". Ich kann Dir am Wochenende noch etwas mehr vom Tumorboard berichten aber du hast ja dann eh am Freitag Termin in der Onkologie, richtig?"

„Ja, da soll das Ergebnis besprochen werden."

„Sorry, dass ich keine bessere Nachricht für Dich habe, aber die kriegen das schon hin."

„Kein Problem, Peter, ich kämpfe weiter…"

Ich kämpfe weiter, das sagt sich so leicht dahin, aber irgendwie wurde meine Sorge, eine doch sehr ernste Krankheit zu haben, immer größer. Wie kann ich mir selbst am besten helfen? Ich muss noch mehr über diesen Tumor in Erfahrung bringen, ich muss mehr darüber lesen. Und so begann ich alles Erdenkliche zu diesem Thema im Internet zu recherchieren. Gott sei Dank, hatte ich dann dafür nicht allzu lange Zeit, denn Regine kam von der Arbeit nach Hause.

„Hallo, und, hat sich Peter schon gemeldet?"

„Hallo, ja"

„Oh, das klingt nicht so gut, was ist los?"

Und so begann ich Regine von meinem Telefonat mit Peter zu berichten. Ich versuchte die Sätze und Wortwahl von Peter identisch zu rekonstruieren, damit der wesentliche Inhalt gut verständlich blieb. Allerdings vermied ich es, die Gefährlichkeit des Tumors, welche mich Peter schon deutlich erkennen ließ, detaillierter darzustellen. Noch lass ich mir auch nicht durch schlimmste Prognosen Angst einjagen und Wiedergeben tue ich das schon zweimal nicht. Ich bin immer noch guter Dinge, dass das Spezialisten Team der Uniklinik in Erlangen mir, für noch lange Zeit, helfen wird in der Statistik der Krebsforschung den Platz des „letzten Mohikaners" unter den fünf „Auserwählten" einzunehmen. Mal sehen wie so eine Chemo-Therapie bei mir wirkt. Haare kann ich sowieso keine mehr verlieren. Das war schon wieder ein klarer Pluspunkt.

Am Freitagnachmittag um 14 Uhr 30 war ich dann mein Termin bei meinem Onkologen der Medizinischen Klink 1. Alles was mir Peter bereits erzählt hatte, wurde mir dann vom Arzt noch etwas ausführlicher bestätigt. Als unangenehme aber ehrliche Information wurde mir von ihm noch mitgeteilt, dass alle von den im Team mitwirkenden Ärzte, mir nur mit palliativen Maßnahmen helfen können und dabei versuchen mir Zeit zu verschaffen, für, soweit es möglich ist, ein angenehmes Leben. Ich hörte jetzt zum zweiten Mal, dass eine Heilung sicher nicht möglich sein wird. Das hörte sich wieder sehr grausam und brutal an, aber meine Eigenmotivation ging sofort gegen diese negativen Wellen an mit dem Aufruf: „Ihr werdet schon sehen, Ihr kennt mich nicht, ich bin die Ausnahme…"

Natürlich habe ich das nicht laut gesagt, sondern nur innerlich hinausgebrüllt. Die Inhalte der Therapie waren dann schnell besprochen und am Ende des Gespräches händigte mir der Arzt. noch mein Rezept für das Medikament „Sorafenib" aus. Die Medikation war zunächst fünf Tage lang morgens und abends jeweils 1 Tablette und ab dem sechsten Tag morgens und abends jeweils 2 Tabletten einzunehmen. Da die Tabletten bestellt werden mussten, konnte ich also frühestens am Dienstag mit der Therapie beginnen. Mal sehen, was das bewirken wird.

Am Wochenende war, wie bereits schon vermerkt, die Kirchweih in Almoshof und wie erwartet, lachte auch das ganze Wochenende die Sonne vom Himmel, bei knapp 30 Grad. So ließen wir es uns im Garten gut gehen, mit Grillen, Sonnenbaden und gelegentlichen Besuchen auf dem Festplatz der Almoshofer Kirchweih. Dort trifft man immer wieder Bekannte für ein kurzes Pläuschen, aber diesmal war das Hauptthema fast immer die Frage, wie es mir denn geht. Meine Antwort war eigentlich immer gleichbleibend kurz: „Den Umständen entsprechend gut". Der Umzug am Sonntag war dann wirklich wieder ein Highlight mit toll aufgebauten Wägen, welche sich auch hin- und wieder auf die regionale Politik eingeschossen hatten. Aber auch Themen aus dem Alltag, so zum Beispiel war mein Nachbar Thomas der „Hippie Darsteller" auf einem Wagen, auf dem Kleingärtner ihren Rasen pflegten und er daneben auf seinem Terrain wild grillte, trank und johlte. Der Titel „Spießbürgertum" wurde der Sache gerecht. Die „Marktweiber" ließen den „Moulin Rouge" aufleben und wurde von „italienischen Mafiosi" begleitet, welche die Zuschauer zum „Schwarzgeldwechsel" animieren wollten. Rundum ein jährlich wiederkehrendes Spektakel, das dann am Festplatz endet.

Die kommende Woche brachte nicht viel Aufregung, aber wir waren gezwungen den Abbau der Küche im Haus in Würzburg zu planen und zu organisieren. In der dritten Juliwoche wollen Conny und sein Team mit den Abbrucharbeiten der Wände beginnen und dazu war es notwendig die Küche vorher zu entfernen. Parallel dazu musste auch „Team Orange" bestellt werden, das ist eine Möglichkeit Sperrmüll in Höchberg abholen zu lassen. Es muss aber detailliert angegeben werden, um welche Art Sperrmüll es sich handelt. Die ganze Abholung kostet dann zehn Euro, aber jedes Elektrogerät bedingt einen Aufschlag von fünf Euro je Gerät. Außerdem war noch das Gesamtvolumen abzuschätzen. Für den Bauschutt war dann noch ein separater Container zu bestellen. Das Timing war perfekt und der Ausbau der Küche konnte nächste Woche beginnen. Als Zwischenlager diente uns der Vorgarten am Haus und schon bevor die richtigen Renovierungsarbeiten begannen, wusste jeder, der am Haus vorbeiging, oh, da wird renoviert. Der Müllberg vor dem Haus war der Beweis. Es sah wirklich schlimm aus, aber es ging nicht anders.

Auch unsere Hochzeit näherte sich unaufhaltsam und es war noch das Gespräch mit unserer Traurednerin Tina zu führen. Trotz Baustelle vereinbarten wir einen Gesprächstermin bei uns im Haus in Höchberg und ich muss schon sagen, mit Tina haben wir eine sehr gute Wahl für diese Aufgabe getroffen. Sie ist mit guten Tipps ihrerseits, ganz toll auf unser Wünsche und Vorstellungen eingegangen und wir waren uns nach dem Gespräch sehr sicher, Tina wird die Trauung wunderbar vollziehen. Also spannender lässt sich eine Hochzeit nicht umrahmen. Im eigenen Haus eine Großbaustelle, keine Möglichkeit für Gäste bei uns zu übernachten. Sogar wir selbst wollten dort keine Nacht verbringen. Die einzige, die leider einige Nächte auf der Baustelle verbringen musste, war Natalie. Sie absolvierte bei Conny ein für ihr Studium notwendiges Praktikum. Wenigstens konnte sie unsere Hochzeitsfeier ebenfalls außerhalb der Baustelle genießen. Gut, dass der Freihof genügend Zimmer für uns und unsere Gäste hatte und wir alle dort im Hotel für die Feier unterbringen konnten. An unserer Hochzeit war die Baustelle gerade an ihrem Höhepunkt angekommen.

Auch die Medikamente zeigten die Tendenz den Höhepunkt an Nebenwirkungen anzuvisieren. Ohne die tägliche Einnahme von „Loperamid", hätte ich mir die Toilette wohl wohnlich einrichten können, so oft musste ich diese aufsuchen. Meine Schleimhäute in Mund und Rachen begannen zu schwinden und auch meine Stimme klang immer mehr heiser. Doch das unangenehmste war das sogenannte „Hand-Fuß-Syndrom". Ich habe gedacht meine Haut auf den Fußsohlen und den Handflächen verschwindet, denn es begann zu brennen als wenn das Fleisch schon zu sehen ist. Allerdings waren alle Hautschichten in Ordnung, es war nur das Gefühl so. Jedoch wurde Laufen langsam zur Qual und obwohl ich überwiegend meine speziellen Jogging-Schuhe „OC" getragen habe brannten meine Füße fürchterlich. Ok, vielleicht muss das so sein, denn ohne Nebenwirkung auch keine Wirkung. Übrigens, die Joggingschuhe hat mir mein Sohn Dominic empfohlen, als ich vor meiner Erkrankung noch intensiv zum

Laufen ging. Heute weiß ich erst recht, das war eine sehr gute Empfehlung. Ab dem Dienstag, dem 01.08.2017 war dann alles „perfekt". Meine Nebenwirkungen hatten den Höhenflug erreicht und Regine und ich schickten uns auch noch an, eine Erkältung größeren Ausmaßes zu bekommen. Das kann ja eine tolle Hochzeitsfeier werden.

Gott sei Dank, war mit dem Hotel Freihof alles gut organisiert und wir konnten dann am Donnerstagnachmittag anreisen. Vom Flughafen in Nürnberg holten wir noch Rebecca, Alexandra und Carina ab, um sie nach Prichsenstadt mitzunehmen. Sie sind zwar nicht mit dem Flugzeug angereist sondern mit der Bahn, aber als Treffpunkt war der Flughafen besser, denn mit der U-Bahn ist man in rund 15 Minuten vom Hauptbahnhof in Nürnberg dorthin gefahren. Mit dem Auto zum Bahnhof hätte viel mehr Zeit beansprucht. Unsere ersten Gäste brachten wir also selbst mit. Die Fahrt von Nürnberg zum Hotel war wenig spektakulär und auch die Autobahn A3 wollte uns nicht durch irgendwelche Staus aufhalten. Das Leben im Auto war geprägt durch sehr intensiven weiblichen Erfahrungsaustausch, was bei vier Frauen mit mir als Fahrer eigentlich ganz logisch ist. Nach gut einer Stunde erreichten wir das Hotel. Es waren allerdings schon unsere Gäste aus Amerika: Sue, Maria, Cathy, John und Eugene eingetroffen. Aus Italien waren Serena, Philipp, Shirly, Lola, Nina und Kyan auch schon da und Peter und Angelika aus Österreich trafen kurz darauf ein. Zuletzt kamen noch Natalie und ihr Freund dazu und wir verabredeten uns dann alle zu einem Abendessen im Ort und reservierten für 19 Uhr im „Gasthof Grüner Baum". Selbst beim Essen gab es viel zu erzählen und für Regine und mich wurde langsam klar, dass unsere Hochzeit eine sehr interessante Familien-zusammenführung werden kann. Es ist schon toll, wenn sich Familienmitglieder nach langer Zeit, ohne großen persönlichen Kontakt, wieder sehen. Nach dem gutbürgerlichen Abendessen führte uns ein kurzer Spaziergang, mit mehreren Fotostopps, ins Hotel zurück. Regine und ich gingen danach schlafen, denn es stand uns ein doch mit großer Aufregung erwarteter Tag vor uns. Leider ging es uns beiden gesundheitlich immer noch nicht besser.

Der Morgen am Hochzeitstag begann erst einmal mit einem ausführlichen Frühstück. Als nächstes waren dann noch verschiedene Dekorationsarbeiten zu erledigen. Die wichtigste Aufgabe war den Holzbogen am See, am Platz der späteren Trauung, mit Blumen und weißen Tüchern zu gestalten. Regine, Natalie und Rebecca nahmen sich der Aufgabe gewissenhaft an. Ich hielt mich mehr zurück, nach dem Motto „viele Köche verderben den Brei". Auf dem Hotelgelände wurden dann noch verschiedene Fotomotive ausgewählt und mit unterschiedlichen Personen festgehalten. Nach und nach trafen dann unsere restlichen Gäste ein, wobei Regine und ich uns schon für die standesamtliche Trauung im Rathaus von Prichsenstadt in Schale werfen mussten und einige Ankömmlinge gar nicht mehr begrüßen konnten. Die Zeit verging wie im Flug und das Hochzeitspaar, ja, Regine und ich machten uns auf den Weg zum Standesamt. Regine sah bezaubernd aus. Nicht aufgeplustert bis zur Unkenntlichkeit, nein, ihr Hochzeitskleid war nicht aufdringlich aber sehr schick und elegant, so wie ich es mag. Dezent geschminkt wurde sie von Natalie, die großes Geschick für diese Aufgabe hat. Soweit ich weiß, hat sie die Vielfalt von Makeup zu ihrem Hobby gemacht. Das sieht man und ich hatte die schönste Braut auf der Welt. Ich glaube Regine und ich „schwebten" in unserer Glückseligkeit zum offiziellen Teil der Vermählung. Da nicht alle Gäste rechtzeitig zur standesamtlichen Trauung anreisen konnten, beschränkten wir die Teilnehmer auf Rebecca, Natalie und die Trauzeugen, Susanne, Robert, Sabine und Fritz. Nach knapp 20 Minuten war die erste Hürde genommen und offiziell sind Regine und ich jetzt schon Mann und Frau. Nicht weniger glücklich gingen wir zurück zu unserem Hotel und begrüßten die noch in der Zwischenzeit angekommenen Gäste. Unsere Liste wurde noch ergänzt von Josef und Elisabeth, die Eltern von Regine, die gemeinsam mit Richard, dem Bruder von Regine angekommen sind. Meine Mutter kam in Begleitung von meiner Schwester Angelika und ihrem Mann Piero. Meine Tochter war mit ihrem Freund bereits da und die Tochter von Richard, Christine mit Daniel und Dean ergänzten die Familie. Aus unserem Freundeskreis waren noch Anna und Peter (ja, mein Chirurg), Ute und Jürgen, Monika und Uwe, Esther und Saskia und letztendlich Gerhard eingeladen. Leider war mein Sohn Dominic mit seiner Freundin Susann nicht dabei. Pünktlich gingen alle zum vorbereiteten Platz für die feierliche Trauung am See. Regine und ich hatten für die Zeremonie eine spezielle Musikauswahl mit Tina besprochen und bei unserem „Einmarsch" lief das Lied: „Bist Du wirklich wahr" aus der Revue „The One" im Friedrichstadtpalast in Berlin. Ich höre bei Musik eigentlich immer mehr auf die Melodie, aber Regine hört sehr stark auf den Text und der Text dieses Liedes passte schon sehr gut zu uns. Die anwesenden Kinder hatten viel Spaß daran uns mit Blumen zu bewerfen und das alles zusammen ergab schon einen sehr emotionalen Moment für uns. Fritz, als Trauzeuge, hatte wie üblich gerne ein paar nette Worte gefunden und übergab uns die Trauringe. Tina hatte Regine und mir die   Aufgabe gestellt uns gegenseitig einen „Treueeid" zu formulieren. Die beiden Texte hatte sie dann wunderbar in die sehr liebevolle Hochzeitszeremonie integriert. Ihre persönliche Aufforderung an uns, wir sollen „Lachen bis der Bauch weh tut", ist bei uns heute noch ein großer Lebensinhalt. Nach dem traditionellem „Du darfst die Braut jetzt küssen" stimmte das Lied: „Dear Future Husband" von Megahn Trainor unseren Rückweg zum Hotelgarten an. Dort wurde uns zunächst, mit einem Glas Sekt, zugeprostet und von allen Seiten viel Glück und Segen gewünscht.

Bevor Kaffee und Kuchen serviert wurden kam für Regine und mich die nächste schwierige Aufgabe. Die Hochzeitstorte musste von uns gemeinsam angeschnitten werden. Gar nicht so leicht mit nur einem Messer und bei einer Torte mit drei Etagen. Der wunderbare Geschmack derselben hat uns dann für den „enormen Aufwand" entschädigt. Natürlich gab es noch verschiedene andere Kuchen und Gebäck, so dass jeder der Gäste schon das Richtige für sich finden konnte. Erfrischende Getränke wie Bier, Wein aber auch Wasser wurden selbstverständlich ebenfalls gereicht. Da es sehr häufig bei Hochzeiten nach dem Kaffee und vor dem Abendessen zu einem kleinen „Durchhänger" kommt, war unser Plan, das mit den Aaglandern zu verhindern, eine geniale Idee. Zwei „Kutschen" machten mit jeweils insgesamt acht bis zehn Personen eine Spazierfahrt durch die Weinberge und die Begeisterung unserer Gäste war deutlich zu spüren. Die erste Fahrt gehörte natürlich Regine, mir und unseren Eltern. Danach gab es keine spezielle Reihenfolge, sondern jeder der Lust hatte konnte sich jetzt gemütlich herumfahren lassen. Manche Gäste nutzten diese Chance gleich zweimal. Durch dieses Programm verging die Zeit auch relativ schnell und die Vorbereitungen im Saal für das Abendessen liefen auf Hochtouren. Meine körperliche Verfassung war sehr strapaziert und langsam fingen meine Füße auch deutlich an zu schmerzen. Nur die fast nicht vorhanden Stimme und die laufende Nase ließen das niemanden erkennen. Aber auch Regine kämpfte wacker mit ihrer Erkältung. Den Gästen gefiel unser Fest und das war die Hauptsache.

Das von uns mit der Hotelchefin ausgewählte Menü war sehr sommerlich ausgerichtet:

Hausgeräucherte Entenbrust auf Sommersalat

Gazpacho

Roastbeef mit Speckbohnen und Rosmarinkartoffeln

oder

Lachsfilet auf Bärlauch Risotto

Dessertbuffet

Nach der „Gazpacho" war es für mich an der Zeit eine kurze Ansprach zu halten. Da ich große Probleme mit meiner Stimme hatte, waren selbst nur ein paar kurze Sätze sehr anstrengend und ich beschränkte mich auf eine umfangreichere, humorvolle nochmalige Begrüßung unserer Gäste und beendete meinen Vortrag auch sehr schnell mit dem von mir kreierten Schlusssatz: „Reden ist Silber, Schweigen Barmherzigkeit". Mein Freund Fritz ist für mich eine fast perfekter „Literaturprofessor" und es hat mich schon sehr vergnügt, als ich am nächsten Tag bei seiner Geburtstagsfeier mein Schlusswort von ihm zitiert wieder hörte. Später hat er mir gesagt, so einen schönen Schluss meiner Rede hätte er mir gar nicht zugetraut.

Nach dem Aufnehmen unzähliger Kalorien wurde es Zeit, die Körper nach rhythmischer Musik zu bewegen. Danny und Sascha hatten ihr Equipment bereits aufgebaut und starteten die musikalische Untermalung. Natürlich soll auch getanzt werden und traditionell soll das Brautpaar mit dem Hochzeitswalzer das „Schwingen der Tanzbeine" eröffnen. Nun Regine und ich sind ja bekanntlich etwas anders und so haben wir uns auch nicht für einen Walzer zur Eröffnung entschieden, sondern legten mit „Be mine" von „Ofenbach" eine „kesse Sohle" aufs Parkett. Oh Gott, wie schmerzten meine Füße, aber da muss ich durch. Der begeisterte Beifall unserer Gäste, zeigte uns, dass die Überraschung geglückt ist und ließ kurzfristig die Schmerzen verschwinden. Die Tanzfläche füllte sich sehr schnell und auch Regines Mutter fand trotz ihrer schweren Erkrankung Freude am Tanzen. Es dauerte nicht lange und die Stimmung fand den Höhepunkt beim „Ententanz", wo alle lauffähigen, anwesenden Personen mitmachten. Mit viel Spaß, viel Tanz, sagenhafter Musik und netten Gesprächen ging unsere Hochzeitsfeier dem Ende entgegen und ich war der glücklichste Mensch der Welt. All meine Sorgen waren weg.

Am nächsten Morgen gab es beim Frühstück ein paar leichtere Turbulenzen, denn unsere Gäste bekamen teilweise nur sehr schwer einen freien Platz zum Frühstücken. Das Hotelpersonal hatte übersehen, dass wir noch fast alle vollzählig anwesend waren und unsere Tische wurden schon von neuen Gästen belegt. Nach kurzer Diskussion wurde das Problem zur Zufriedenheit aller gelöst und jeder bekam sein Frühstück. Anschließend ging es daran Abschied von vielen unserer Gäste zu nehmen, aber ich bin sicher keiner hatte es bereut dabei gewesen zu sein. Unsere „Traumhochzeit" war leider Vergangenheit. Aber ich weiß, durch die vielen Bilder werden wir Vieles in Erinnerung behalten.

Regine und ich machten noch einen Abstecher nach Höchberg, ließen von ein paar unserer Gäste noch die Baustelle begutachten und machten uns dann auf den Weg zu Fritz nach Adelsdorf, denn da stand die nächste Feier, nämlich der Geburtstag von Fritz an. Eigentlich hat Fritz am vierten August Geburtstag, aber uns zu Liebe hat er seine Feier auf den nächsten Tag verschoben.

Am Sonntag waren wir dann zurück in Fürth und verbrachten einen gemütlichen Tag mit einem kurzen Spaziergang und viel Ruhe. Jetzt ging es aber wieder intensiv an unser zweites Projekt, den Umbau in Höchberg. Also waren auch wieder einige Tage in Höchberg zu verbringen und so pendelten wir immer wieder hin und her. Das wichtigste Thema war noch die neue Küche zu bestellen und dann für den Herbst den Umzug zu planen und zu organisieren. Meine Wohnung in Fürth hatte ich zwischenzeitlich gekündigt und einen Nachmieter konnte ich meinen Vermietern auch sehr schnell präsentieren. Gott sei Dank waren diese mit meiner Wahl einverstanden, denn die neuen Mieter und ich waren uns sehr schnell über die Ablöse, für meine vor kurzem eingebaute Küche und einige von mir erst kürzlich neu erworbenen Möbel, einig.

Parallel dazu wurden unsere Pläne, die Firma zu verkaufen, allmählich realistischer. Ein alter Bekannter von mir, der Geschäftsführer und Mitinhaber eines größeren Dienstleistungsunternehmens in Fürth zeigte nach meiner Kontaktaufnahme reges Interesse an unserer kleinen Firma. Der Motivationshintergrund ist sicher unsere unbefristete Lizenz zur Arbeitnehmerüberlassung. Auch die Sparkasse in Erlangen war daran interessiert unser Verkaufsangebot auf deren Plattform für Firmenverkäufe mit zu platzieren. Es wird wahrscheinlich schon noch einige Zeit dauern, aber ein Verkauf zum Jahreswechsel oder zum ersten Quartal im neuen Jahr war für uns langsam vorstellbar.

Der August war sehr schnell ohne weitere Aufregung vorbei und damit auch keinesfalls in irgendeiner Weise Ruhe aufkommen kann, haben wir zusammen mit Sabine und Fritz für den September noch eine Reise nach Sardinen gebucht. Es war immer was los bei uns, dafür haben wir auch stets selbst gesorgt. Mein nächster MRT Termin in der Uniklinik war für den 04.10.2017 terminiert, also war die zweite Septemberhälfte ideal für einen Flug in den Süden. Mit Sabine und Fritz vereisen wir immer sehr gerne, denn wir alle vier suchen die Entspannung im Urlaub und genießen die eine oder andere Aktivität gemeinsam mit viel Ruhe und Gelassenheit. So war es dann auch auf Sardinen. Wir hatten auf der Isola Rossa ein sehr schönes Hotel mit großzügig angelegtem Garten für zehn Tage gebucht. Die ganze Hotelanlage bestand aus kleinen Bungalows, welche das Zentrum mit Rezeption, Bar und Restaurant umrahmten. Isola Rossa liegt im Nordwesten auf Sardinien. Um mehr über die Insel in Erfahrung zu bringen mieteten wir uns ein Auto für eine Woche und starteten je nach Lust und Laune mal nach Süden, Norden oder Osten. Zwei Erlebnisse werden uns immer in Erinnerung bleiben. Das erste war eine Wanderung am Strand entlang, die mit unserer Rückkehr per Anhalter beendet wurde. Der Grund hierfür war die weite Strecke entlang der Küste, die dann zu einem tollen Strand, aber ohne jegliches „Leben" führte. Der Weg dorthin war sehr anstrengend und es war von dort schier unmöglich, unseren Plan, mit dem Taxi zurück ins Hotel zu fahren, umzusetzen. Also hofften wir auf eine Mitfahrgelegenheit und wir hatten wirklich Glück, dass uns nette Engländer mitgenommen haben. Das zweite Erlebnis war, dass Fritz nach einer Kaffeepause bei einer unserer Rundfahrten, beim Ausparken nicht nach hinten den Weg suchte, sondern nach vorne und dort dann einen Blumenkübel überfuhr, den wir danach von Hand wieder bepflanzen mussten. Glücklicherweise ist am Fahrzeug kein Schaden entstanden. Der Rest war Urlaub, wie ihn jeder kennt und genießt. Meine Nebenwirkungen, an die ich mich schon langsam gewöhnt hatte, hielten sich während unserer Reise Gott sei Dank in Grenzen.

Zurück aus Sardinien, begann es turbulent zu werden. Wände streichen im Haus in Höchberg, Aussortieren von nicht mehr benötigten Sachen in Fürth und deren Abtransport zum Gebrauchtwarenhof, Einbau der neuen Küche durch einen Schreiner und parallel dazu Sperrmüllabholung in Höchberg. Einpacken der verblieben Kleidung und restlichen nicht verkauften Gegenstände und Möbel in Fürth und Vorbereitung für den Umzug nach Höchberg. Und dazwischen meine MRT-Untersuchung in Erlangen.

Zwei Tage vor dem Termin wurde ich wieder etwas unruhig und die bereits mir bekannten Gedanken flammten so langsam wieder auf. Aber in der Zwischenzeit habe ich schon etwas gelernt, damit besser umzugehen. Ich beschäftigte mich sehr ausführlich mit den vorher genannten Aufgaben und beruhigte mich mit dem Satz: „Nachdenken kannst Du wieder ab dem 05.10.2017". Es hat jedenfalls schon mal gut gewirkt, denn so gelassen, wie ich am Mittwoch, dem 04.10.2017 nach Erlangen fuhr, habe ich es noch nicht erlebt. Die Untersuchung selbst wurde immer mehr zur Routine und die eigentliche Spannung war nur, wann meldet sich Peter und was wird er mir wieder sagen.

„Du hast aber auch einen aggressiven Tumor, die Herde sind zwar nicht extrem, aber trotz Sorafenib weiter gewachsen und es sind auch ein paar kleine neue dazugekommen. Sorry, ich hätte Dir gerne etwas anderes mitgeteilt" war der Inhalt von Peters Information am Abend.

Vor rund zwei Wochen noch auf Sardinien die „Seele baumeln lassen", das schöne Wetter genießen und mit Regine, Sabine und Fritz eine tolle Reise erleben, und jetzt sitze ich wieder da und frage mich, wie das noch weitergehen wird, waren spontan meine Gedanken. Ein „sehr aggressiver Tumor", was bedeutet das genau für mich. Gibt es auch nicht so aggressive? Zerstört meiner schneller als andere? Wieviel Zeit habe ich noch? – Ich glaube, ich bin am Tiefpunkt angelangt. Eine qualvolle Chemotherapie ohne Erfolg, was kann es noch Schlimmeres geben? Irgendwie fehlte mir momentan alle Zuversicht, und Entsetzen machte sich breit. Wie beim bisherigen Verlauf, war meine Krankengeschichte Teil des Tumorboards am Freitag in der Uniklinik. Mein Gesprächstermin war für den darauffolgenden Dienstag angesetzt. Peter erklärte mir dann am Abend noch telefonisch, dass Sorafenib nur bei durchschnittlich drei von fünf Patienten hilft und es auch noch andere Mittel gibt, aber für große Beruhigung sorgte das jetzt jedenfalls nicht. Der einzige für mich noch wesentliche Vorteil des Befundes war, ich konnte die Einnahme von Sorafenib sofort stoppen, was schon unmittelbar das Ende der heftigen Nebenwirkungen bewirkte. Daraus resultierend, verbesserte sich mein sonstiger allgemeiner Gesundheitszustand innerhalb von zwei bis drei Tagen. Mir ging es körperlich sehr gut und man sah mir eigentlich keine Krankheit an. Das ist auch das fatale an einem Lebertumor. Da die Leber keinerlei Schmerzen aussendet, weiß man nie, dass man eigentlich schwer krank ist. Aber auf der anderen Seite ist das natürlich auch wiederum ein großer Vorteil, denn wenn eine Krankheit zum Beispiel Bettlägerigkeit oder andauernde fremde Hilfen erfordert, ist alles noch viel schlimmer. Dieser Aspekt ließ auch meine Gedanken wieder etwas aufhellen und so langsam macht sich auch wieder Zuversicht breit, mit dem Motto: „Die finden schon noch das Richtige für mich".

Das Arztgespräch am Dienstag trug dann weiter zum Ausbau meiner neuen Zuversicht bei. Mein Onkologe hatte bei meiner Krankenkasse schon das Bewilligungsverfahren der Kostenübernahme für die neue Therapie beantragt und da es erfahrungsgemäß zwei bis drei Wochen dauert, bis eine Bewilligung der Krankenkasse vorliegt, sollte ich doch selbst auch noch mal auf die Dringlichkeit bei der Kasse hinweisen. Das neue Medikament ist sehr teuer und ist, so wie ich es verstanden habe, eine Art Antikörpertherapie. Das Mittel trägt den Namen Nivolumab und wird alle zwei Wochen intravenös verabreicht. Dazu muss ich in die Klinik kommen und so zirka einen Tag als Zeitfenster einplanen. Nun ja, auch wenn ich demnächst in Höchberg wohnen werde - der Umzug war für die vorletzte Oktoberwoche terminiert - sollte die regelmäßige Fahrt nach Erlangen kein Problem darstellen. Die größte Beruhigung war allerdings die Aussage des Arztes zum Abbruch der Therapie mit Sorafenib. Obwohl ich ja jetzt keinerlei Therapie bekomme, Nivolumab muss ja noch bewilligt werden, so schnell passiert mit dem Wachstum der bereits vorhanden und auch der neuen Tumorherde nichts. Und wenn das nächste Mittel wirkt sieht alles wieder ganz anders aus. Also ich muss schon sagen ab heute bin ich Fan von Nivolumab. „Nieder mit Sorafenib, hoch lebe Nivolumab". Meine Zuversicht war wieder da. Und als ich dann am Abend Regine von meinem Arztgespräch berichtete, war für uns beide klar, jetzt geht es dem Tumor an den Kragen. Die Antikörpertherapie wird es richten.

Zwischenzeitlich bekam ich dann noch Post von der Rentenversicherungsanstalt, bezüglich meines Antrages auf Schwerbehinderung mit einem positiven Bescheid. Mir wurden 100 % Schwerbehinderung unbefristet anerkannt. Den Antrag stellte ich im August auf Anraten von Sabine. Steuerliche Vorteile, sonstige Vergünstigungen und ein eventuell vorzeitiges Erreichen des Rentenbezugs waren die Motivation hierfür. Ich bin also jetzt schwerbehindert. Auswirkungen auf mein Arbeitsleben hatte das nicht und meinen Partner Fritz konnte ich damit auch nicht schockieren, er hat schon immer über eine leichte Behinderung meinerseits nachgedacht. Jetzt könnte ich mal wieder einen Smiley setzen…

Am Dienstag, dem 17.10.2017 war dann unser Umzug nach Höchberg. Das war wieder einmal eine Tragödie, die seines Gleichen sucht. Der Umzugswagen war für morgens um 7 Uhr angekündigt. Was allerdings bis 8 Uhr nicht da war, war der Umzugswagen. Ich versuchte die Umzugsfirma telefonisch zu erreichen, mit dem Ergebnis, keiner weiß was los ist, ich werde aber zurückgerufen. Um kurz vor neun Uhr kam dann der Rückruf mit folgender Information: Das Fahrzeug hatte eine Panne, ist jetzt aber wieder unterwegs und dürfte so um 12 Uhr bei uns sein. Was selbst um 13 Uhr nicht da war, war der Umzugswagen. Die erneute telefonische Rückfrage ergab, Fahrzeug im Stau, Ankunft bei uns zirka 15 Uhr.

Allerdings war das wieder eine Fehlanzeige. Meine Halsschlagader fing an intensiv anzuschwellen, aber was konnten wir schon machen. Um 16 Uhr 30 war dann endlich der LKW bei uns und ich fragte mich wie die drei Mitarbeiter der Firma den Umzug heute noch nach Höchberg schaffen sollten. Da kannte ich das Engagement der Leute noch nicht. Ich habe noch nie im Leben gesehen, wie Menschen so schnell, aber trotzdem vorsichtig, Möbel, Kartons und Kleinzeug in einen LKW verluden. Das war schon ein tolles Team, aber sie sahen auch ganz schön erschöpft aus, was kein Wunder war. Aus einem Gespräch mit ihrem „Team-Leader" erfuhr ich, dass sie eine Tour von Zürich nach Dresden und dann jetzt zu uns hatten. Ohne größere Pause, allerdings mit entsprechendem Fahrerwechsel. Um 18 Uhr 30 startete das Fahrzeug den Transport nach Höchberg. Auch wir machten uns auf den Weg. Ein Stau auf der A3 ließ uns erst um 20 Uhr 15 in Höchberg ankommen und unsere Möbel erreichten Höchberg um 21 Uhr. Regine und ich waren völlig fertig, aber die Möbelpacker entluden den LKW noch vollständig und verteilten unser Hab und Gut wie von uns angewiesen im Haus. Gegen 23 Uhr 30 war dann der schlimmste Akt zu bewältigen. Mein antiker Bücherschrank, welchen ich schon vorher von einem Schreiner in zwei Teile Zerlegen hatte lassen, war mit dem größeren der zwei Teile immer noch zu sperrig, um über das Treppenhaus in das Dachgeschoß transportiert werden zu können. Also starteten wir den Versuch, den größeren Teil über das entsprechend große Fenster im Dachgeschoß an Seilen hochzuziehen. Trotz der bereits eingetretenen Dunkelheit war der Schrank schnell oben aber wir hatten keine Chance das schwere Teil über die Gitterabsperrung vor dem Fenster zu hieven. Mit Taschenlampen beleuchteten wir den Ort des Geschehens, haben aber dann nach mehreren gescheiterten Versuchen, das Vorhaben so zirka um 0 Uhr 30 eingestellt. Der Umzug war vollbracht und ich gab dem Team zum Abschied ein größeres Trinkgeld. Sie hatten es sich redlich verdient und bedankten sich ganz herzlich. Regine und ich gingen dann sofort schlafen, die Möbelpacker machten sich auf den Weg nach Regenstauf. Was für ein Job! Der Schrank wurde dann von mir am nächsten Tag in letztlich drei Teile zerlegt und konnte somit auf seinen Platz gebracht werden. Die Aufräumarbeiten hatten ebenfalls begonnen und so verging die Zeit sehr schnell.

Am Samstag, den 21.10.2017 feierte ich dann mit meinen Freunden meinen Geburtstag. Erstmals hatte ich auch Regines Chefin Christine und ihren Mann Michael eingeladen. Seit diesem Tag, treffen wir uns öfter um einen gemeinsamen Abend im Theater oder bei einem guten Essen zu verbringen. Ich denke, hier hat sich so aus dem geschäftlichen auch ein guter privater Kontakt entwickelt.

Am Montag, dem 23.10.2017 bekam ich die erste Infusion. Ich war um 9 Uhr in die Onkologie bestellt und war pünktlich da. Zunächst wurde mir von der Krankenschwester der Blutdruck und der Puls gemessen, dann Körpertemperatur, und letztendlich noch Blut genommen. Die gelegte Infusionsnadel wurde nicht entfernt, darüber sollte dann das neue Medikament zugeführt werden. Nach den „Routinearbeiten" konnte ich die Onkologie vorerst verlassen und sollte in ca. 1 Stunde zum Arztgespräch wieder da sein. Warum schon wieder ein Arztgespräch notwendig war, hat mir mein Onkologe dann beim Gespräch erklärt. Bevor das Medikament in der Apotheke bestellt und dort gefertigt wird, muss der Arzt bestätigen, dass er nach einem persönlichen Gespräch davon überzeugt ist, dass ich in der körperlichen Verfassung bin, die Infusion auch zu bekommen. Also war ich nach etwa einer Stunde beim Arztgespräch, wo er mich über alle meine eventuellen Beschwerden abfragte, mein Ergebnis der Blutuntersuchung mit mir besprach und dann das Rezept zur Therapie freigab. Jetzt erst wurde in der Apotheke der Klinik meine Rezeptur erstellt und da das nicht auf Abruf erfolgt, hieß es erst mal wieder warten und die Zeit irgendwie verbringen. Die Schwester der Onkologie teilte mir mit, dass ich vor 14 Uhr nicht mit dem Medikament rechnen kann, denn laut derzeitiger Information ist die Apotheke momentan absolut überlastet. Es war jetzt knapp 11 Uhr 30 und das bedeutete für mich viel Zeit. Ich rief zunächst bei Peter auf der Station an und hatte Glück, er machte demnächst Mittagspause und ich könnte gerne zu Ihm auf die Station kommen. Kurz nach 12 Uhr war ich dann bei Ihm und wir philosophierten über den Istzustand und einen eventuellen Zustand meiner Erkrankung. Eigentlich ein sinnloses Unterfangen, denn keiner weiß eigentlich so richtig was passieren wird. Um 12 Uhr 45 machte ich mich dann wieder auf den Weg zur Cafeteria der medizinischen Klinik, denn ich verspürte leichten Hunger und dachte es ist Zeit für einen kleinen Imbiss. Essen war schließlich nicht untersagt. Meine Wahl war eine Frikadelle mit Brötchen, fast wie ein Hamburger angerichtet, dazu eine Apfelsaftschorle und eine Tasse Cappuccino. Nach Kuchen war mir im Moment nicht. Da mein Handy Akku in den letzten Zügen lag, unterließ ich es, irgendwelche Nachrichten online zu lesen. Ich versuchte mich ausschließlich einer mein er Lieblingsbeschäftigung zu widmen, Menschen unauffällig zu beobachten. Es hat mich schon immer fasziniert, einfach nur dazusitzen und den Menschen bei Ihren Gewohnheiten zuzuschauen. Aber heutzutage machen fast alle Menschen das Gleiche, sie sitzen da und starren auf ihr Handy. Das ist schon verrückt, wie dieses kleine Ding einen in seinen Bann zieht. Na ja, ein bisschen bin ich ja auch so. Meine Beobachtungen wurden jäh unterbrochen, als ich auf meine Uhr sah. Es war kurz vor 14 Uhr, ich musste zurück zur Onkologie. Dort angekommen wurde mir aber mitgeteilt, dass mein Medikament noch nicht eingetroffen war, also erneut warten aber diesmal allein im Wartebereich vor der Onkologie ohne die Möglichkeit Menschen zu beobachten, es war keiner außer mir da.

Kurz vor 15 Uhr wurde ich dann aufgerufen und ich konnte auf einem der sehr bequemen Sitz- oder Liegesessel im onkologischen Therapieraum Platz nehmen. Die Krankenschwester kam mit einem Infusionsständer, daran hängend ein Beutel mit Kochsalzlösung und ein Beutel mit Nivolumab. Zunächst wurde mir die Kochsalzlösung verabreicht. Diese sollte den bereits gelegten Zugang spülen. Zeitdauer rund 15 Minuten. Ein pfeifendes Signal ließ die Schwester dann den Beutel mit dem Medikament an den Zugang legen, die Kochsalzlösung hatte ihre Aufgabe erfüllt. Der Inhalt des Beutels wurde nun in ca. 1-1,5 Stunden meinem Körper zugeführt, also dauert die Infusion insgesamt fast zwei Stunden. Der Sessel war sehr bequem und ich stellte diesen auf „Liegevorrichtung" ein und wäre fast eingeschlafen. Kurz vor 17 Uhr wurde mir dann die Nadel entfernt und ich konnte nach Hause fahren. Da ich schon um 7 Uhr das Haus in Höchberg verlassen hatte, merkte ich schon langsam etwas Müdigkeit. Die Parkgebühr am Parkhaus betrug 5 Euro, ob ich die wohl von der Kasse erstattet bekomme. Ich denke wahrscheinlich nicht. Smiley. Was man doch alles für ein „Zaubermittel" in Kauf nimmt. Hoffentlich hilft es. Die Heimfahrt nach Höchberg war unproblematisch, aber am Ziel angekommen war ich echt erschöpft. Vom Medikament merkte ich absolut nichts.

Diese Therapie bestimmte nun alle 2 Wochen meinen Lebensinhalt. Es war immer die gleiche Prozedur: Anreise, Untersuchung mit Blutentnahme, Arztgespräch, Infusion und viel, viel Warten. Aber auch daran kann man sich gewöhnen. Zunächst waren vier Behandlungstermine angesetzt, mit einer MRT-Kontrolle am Montag, dem 11.12.2017. Das Medikament war für mich sehr gut verträglich, außer ab und zu leichtem Durchfall und an verschiedenen

Körperstellen verstärkt auftretendem Juckreiz, gab es eigentlich keine weiteren Nebenwirkungen.

Um dem Juckreiz entgegenzuwirken, kaufte mir Regine in Würzburg im Bio-Laden eine Kratzhand. Was für eine Wohltat, die normal unerreichbaren Stellen am Rücken mit dieser verlängerten Hand zu bearbeiten. Es war eine Zeit, in der ich so langsam nicht mehr an meine Erkrankung dachte, denn ich hatte kaum mehr außergewöhnliche Schmerzen durch Nebenwirkungen, mir ging es einfach gut. Die Arbeiten im Haus, unser von den Möbelpackern platziertes „Hab und Gut" zu verstauen nahm auch langsam Formen an und der Schreiner hatte in der zweiten Novemberwoche auch die Küche fertig installiert.

Unser Leben normalisierte sich und langsam war es notwendig, sich über Weihnachten und die Planung der Familienaktivitäten Gedanken zu machen. Ja, es wird bald ein Jahr, seit ich die unvorstellbare Diagnose bekommen habe. Am Freitag, dem 24.11.2017, drei Tage nach dem „Jahrestag" waren wir dann mit Sabine und Fritz im „Chambinzky-Theater" in Würzburg. Das war ein Geburtstaggeschenk von den beiden und es gab die Komödie; „Weihnachten auf dem Balkon". Es war ein lustiges Familienstück mit viel Situationskomik und Verwechslungen mit ungeahnten Folgen. Einfach nur Spaß. Wir beschlossen, häufiger solche Abende mit „Kultur" zu verbringen.

Weihnachten „stand vor der Tür" und wir begannen mit allen Familienmitgliedern zu besprechen, wann und wo gemeinsame Terminmöglichkeiten vorhanden sind. Bei Patchwork-Familien ist das gar nicht so einfach und wenn dann noch zusätzlich die wichtigen Mitglieder, wie Kinder und Geschwister in „aller Herrenländer" verteilt sind, wird das Ganze noch komplizierter. Wann feiern meine Kinder mit ihrer Mutter oder mit den Eltern von Dominics Freundin, oder den Eltern von Jasmins Freund? Wann kann Rebecca aus München anreisen und Natalie aus Darmstadt und wie lange können Sie bleiben. Wann kommt dann meine Schwester aus Italien mit Ihrem Mann, um meine Mutter zu besuchen? Wäre natürlich schön, wenn wir uns dort dann treffen können. Also ohne Regines Terminplaner wäre ich, glaube ich, aufgeschmissen. Das originellste Telefongespräch, bezüglich Weihnachtsbesuchs, führte ich mit meiner Schwester. Da sie erst zwischen Weihnachten und Neujahr kommen wollten, versuchte ich sie mit meinem geplanten Weihnachtsmenü zu locken. Auf Ihre Frage, was ich den schönes zu kochen vorhabe, war meine Antwort:

„Als Vorspeise gekochte Krebssuppe und als Hauptgericht gebackene Leber"

„Mein Gott, Du hast ganz schön schwarzen Humor, aber das ist gut so, das zeigt mir, dass es Dir gut geht" war ihre Reaktion.

Allerdings hat das ihre Reisepläne auch nicht beeinflussen können. Sie blieben bei ihrem geplanten Termin. War ja auch ok, dann waren auch für uns die Weihnachtsfeiertage entspannter vom Zeitplan. Unseren Speiseplan habe ich selbstverständlich auf die traditionelle Weihnachtsgans mit Klößen und Rotkohl abgeändert, mit ein paar Gemüseergänzungen für Rebecca und Natalie. Rebecca lebt aus Überzeugung vegan und Natalie ist ebenfalls davon überzeugt, aus Tierschutzgründen, vegetarisch zu leben. Ich bewundere die beiden, mit welcher Konsequenz sie diese Lebenseinstellung durchhalten, verstehe auch ihre Motivation, aber ich mag schon gerne Fleisch essen. Regine hat mich allerdings zwischenzeitlich voll davon überzeugt, lieber weniger Fleisch zu essen, aber dafür gute Bioqualität. Mit der Gemüseergänzung wurde doch ein von allen Seiten akzeptierter Kompromiss gefunden.

Kurz vor den Feiertagen, also am Montag, dem 11.12.2017 hatte ich dann wieder eine Kontrolluntersuchung mittels MRT. Parallel dazu wurde auch meine Lunge geröntgt, ein EKG gemacht und eine Thorax-CT Aufnahme erstellt. Die ganze Prozedur war viel umfangreicher als bisher, hat aber mit dem Medikament Nivolumab zu tun. Es besteht bei dieser Therapie die große Gefahr einer Lungenentzündung und deswegen die Vorsichtsmaßnahmen, so mein Onkologe. Die gesamte Aufenthaltsdauer in der Klinik mit Infusion war aber auch nicht länger als ohne die Untersuchungen. Das Ergebnis war knapp und für mich wenig aufschlussreich. Die Wirkung von Nivolumab konnte noch nicht überzeugend nachgewiesen werden, aber die zusätzlichen Untersuchungen ergaben keinen negativen Befund. Ergebnis: Weitere Behandlung für die nächsten acht Wochen mit Nivolumab. Das war mir ganz Recht, da ich ja keine großen Probleme mit dem Mittel hatte. Mir ging es weiterhin gut bis sehr gut.

Zum Jahresende kündigte der Mieter meiner kleinen Eigentumswohnung in Fürth den Mietvertrag und obwohl ich sofort einen Nachmieter bekommen hätte, ließ ich die Wohnung erst mal unvermietet. Da die regelmäßigen Fahrten von Höchberg nach Erlangen im Winter nicht ganz stressfrei sind, hatte ich nun die Möglichkeit mit einer Übernachtung in der Wohnung die Situation zu entspannen. Sogar Möbel musste ich nicht zusätzlich kaufen, denn meine Tochter verließ meine andere kleine Eigentumswohnung in Nürnberg und zog zu ihrem Freund. Sie war froh ihre überschüssigen Möbel und Accessoires bei mir in Fürth unterzubringen, und ich war ebenfalls froh, Bett, Tisch, Stuhl und Fernseher vorübergehend nutzen zu können. Da Jasmin nicht mehr in die von ihr verlassenen Wohnung zurückkehren wollte (selbst, wenn die gemeinsame Wohnung mit ihrem Freund nicht klappen sollte), zog ich die Möglichkeit die Nürnberger Wohnung zu verkaufen, dem erneuten Vermieten vor. Außerdem zeigten die ehemaligen Nachbarn von Jasmin sehr starkes Interesse, die Wohnung käuflich zu erwerben. Auch wenn der dann erwirtschaftete Veräußerungsgewinn zu versteuern war (ich besaß die Wohnung noch keine zehn Jahre) wurden wir sehr schnell über den Kaufpreis einig und der Kauf wurde sehr kurzfristig notariell besiegelt. Jasmin musste dann bis Ende März die Wohnung geräumt haben, was für Sie auch kein Problem darstellte.

Fortan kehrte also eine kleine Pendlereigenschaft in mein Leben zurück. Alle zwei Wochen zur Infusion und dann im Wechsel mit den anderen zwei Wochen zur ärztlichen Untersuchung. So kam ich jede Woche nach Nürnberg, mit jeweils mindestens einer Übernachtung. Da ich auch regelmäßig meine in Altdorf, im Seniorenhof, lebende Mutter besuchen wollte, war das gar keine so schlechte Kombination. Zusätzlich ergab sich dann auch noch die Möglichkeit mit meiner Tochter an den Übernachtungsabenden gemeinsam zum Essen zu gehen, was ich sehr schön fand. Mit meinem Sohn war leider immer noch kein Kontakt.

Es war fast Ende Januar und ich bekam wieder Sehnsucht nach Obereggen zu fahren. Auch wenn ich auf das Skifahren verzichten muss, es ist trotzdem Balsam für die Seele unserem tristen, grauen Winterwetter zu entfliehen und die Sonne, den Schnee, die frische Luft, die Berge und den Hotelluxus zu genießen. Es verlangte keine großen Überredungskünste von mir, Regine für eine Kurzreise, von fünf Tagen, nach Obereggen zu überzeugen. Allerdings buchten wir nicht die von mir bisher genutzte Unterkunft, sondern wählten das Hotel Zirm. Das Hotel besitzt nicht nur Sauna und Whirlpool, sondern kann auch noch ein Hallenbad anbieten. Wenn schon nicht Skifahren, dann wenigsten ein wenig im warmen

Wasser plantschen. Die notwendigen Arzt- und Infusionstermine konnte ich so legen, dass nichts tangiert wurde und Regine bekam auch ohne Schwierigkeiten von ihrer Chefin Christine den Urlaub bewilligt. Es waren wunderschöne Tage mit viel Sonne (Südtirol hält immer was es verspricht), tollem Schnee, ein luxuriöses Hotel mit erstklassiger Küche und bei der Rückfahrt ein voller Kofferraum, mit von uns gekauften italienischen Spezialitäten. Viele Spaziergänge, Besuche der Lahner-Alm im Skigebiet, Schlittenfahrten ins Tal, Wellnessprogramm im Hotel und an einem Abend Showprogramm an der Talstation, ließen uns alle Sorgen vergessen. War hier jemand krank oder hatte irgendwelche Beschwerden, ich kenne keinen. Schade, dass die fünf Tage wieder so schnell vorbei waren, wir hätten es beide noch lange ausgehalten.

Zurück im Alltag, waren es nur noch ein paar Tage bis zum nächsten MRT-Termin am Mittwoch, den 07.02.2017. Ohne irgendwelche Besonderheiten verging die Zeit bis zum Termin wieder einmal sehr schnell. Meine Gedanken wurden auch nicht mehr so negativ strapaziert wie in der Vergangenheit und ich fuhr wieder einmal sehr gelassen nach Erlangen. Der bereits mehrfach bekannte Ablauf der Untersuchung beinhaltete auch heute kaum spürbare Veränderungen. Das Timing stimmte und nach rund 2 Stunden war ich wieder auf dem Weg nach Hause. Die einzige kleine Unruhe wurde wieder durch das Warten auf Peters Anruf erzeugt. Diesmal bekam ich wieder eine „WhatsApp" mit einem fotografierten Befund ausführlichen Ausmaßes.

„Zahlreiche größenprogrediente Leberläsionen bei multifokalem HCC, kleine konstante IPMN vom Seitenast-Typ Pankreaskorpus; Thorax CT vom 07.02.2018: konstante moduläre Auftreibung der 1. Rippe rechts. Verlaufskontrolle der 11. Rippe links nicht möglich da aktuell nicht abgebildet, keine malignomsuspekten Lungenrundherde"

Dazu wieder ein Bild von meiner Leber mit verschiedenen hellen und dunklen Flecken. Was soll das nun schon wieder heißen. Kein Anruf von Peter nur der Text und die Bilder. Für einen Nichtmediziner schon sehr „aufschlussreich". Ich war gezwungen bis zum Abend abzuwarten. Peter hat sich dann gemeldet und sich entschuldigt, dass er nicht früher mit mir telefonieren konnte, er war den ganzen Tag im OP und hatte leider keine Möglichkeit dazu. Er erklärte mir das Medizinerlatein knapp und verständlich mit der Information:

„Es sind leider wieder neue Herde aufgetreten und diese wachsen auch progressiv. Eine positive Wirkung von Nivolumab kann nicht mehr festgestellt werden. Die Therapie mit dem Medikament wird eingestellt. Ich kann nicht sagen was jetzt am Plan steht, aber am Freitag im Tumorboard werden die weiteren Möglichkeiten wieder einmal vom Ärzteteam besprochen."

Nimmt das denn wirklich kein Ende?

Ich begann wieder das Internet nach Informationen bezüglich HCC zu durchsuchen. Soweit ich mich erinnern kann, verschlang der Donnerstag den ganzen Nachmittag, meinen Wissensdurst über den Leberkrebs zu stillen. Am Ende wusste ich auch nicht mehr als vorher, ich war nur wieder einmal stark verunsichert und meine Motivation schien gegen Null zu gehen. Am Freitag werden die Ärzte erneut die Gesprächsrunde bezüglich meiner noch möglichen Therapien besprechen und für mich hieß das wieder einmal abwarten. Da am Mittwoch, dem 14.07.2018 mein nächster persönlicher Gesprächstermin bei meinem neuen Onkologen angesetzt war, galt es also eine Woche der Ungewissheit zu überstehen. Zum Glück hatte ich ja noch Peter, der mich dann am Freitag doch schon grob auf die geplante Maßnahme vorbereitete. Was beim Tumorboard beschlossen wurde, war eine sogenannte Radioempolisation von Lebertumoren oder auch selektive interne Strahlentherapie – kurz SIRT- genannt. Bis zum Mittwoch hatte ich jede Menge an Zeit, um mich genauer über diese Behandlungsmethode zu informieren. Peters Darstellung zu Folge klang das schon recht vielversprechend und seine sehr positive Beschreibung der Therapie (im Gegensatz zu der Behandlung mit Sorafenib und Nivolumab, wo Peter sich nicht sehr optimistisch dazu äußerte) weckte bei mir wieder neue Hoffnung auf eine erfolgreiche Therapie. Mein medizinisches Wissen habe ich dann am Wochenende umfassend bezüglich SIRT erweitert.

Die Radioempolisation erfolgt in der Regel in örtlicher Betäubung. Der Arzt punktiert mit einer Hohlnadel eine Schlagader in der Leiste. Durch diese Hohlnadel wird ein Führungsdraht und über diesen ein dünner Kunststoffschlauch (Katheder) unter Röntgenkontrolle eingebracht. Über den Katheder wird Kontrastmittel verabreicht, um die Gefäße unter Durchleuchtung sichtbar zu machen. Dann dirigiert der Arzt den Katheder in die Leberarterie, die noch einmal gesondert dargestellt werden muss. Sollten von der Leberarterie noch Gefäße entspringen, die aus der Leber in andere Organe (Bauchspeicheldrüse, Magen, Darm, Speisröhre etc.) führen, müssen diese zunächst mit dünnen Metallspiralen (sogenannte Coils) dauerhaft verschlossen werden, um einen Abstrom der Partikel in andere Teile des Körpers zu verhindern, wo sie u.U. schwere Nebenwirkungen verursachen können. Da im Körper Umgehungskreisläufe existieren, die die weitere Blutversorgung dieser Organe garantieren, sind die Gefäßverschlüsse ohne Auswirkung.

Wenn diese Vorbereitungen erfolgreich abgeschlossen sind, werden – abhängig vom Tumorbefall – ein Spezialkatheder in die rechte, die linke oder nacheinander in beide Leberschlagadern eingelegt und sehr vorsichtig und unter wiederholten Röntgenkontrollen die radioaktiven beladenen Mikropartikel mit einer speziellen Vorrichtung eingespritzt. Das im Rahmen dieser Therapie verwendete Yttrium90 ist ein radioaktives Element, das überwiegend Bestrahlung aussendet, die im Gewebe nur eine sehr kurze Distanz zurücklegen kann (maximal 10 mm). Daher werden das umliegende gesunde Lebergewebe die sowie an die Leber angrenzenden Organe durch eine indirekte Mitbestrahlung in der Regel nur unwesentlich mitbelastet. Ein ungünstiger Verlauf der blutversorgenden Gefäße kann das Einbringen und Vorschieben der Katheder behindern; die Untersuchung und Behandlung muss dann abgebrochen werden.

Nach Abschluss der Behandlung werden die eingelegten Katheder, die Punktionsstelle zur Blutstillung manuell zusammengedrückt (komprimiert) und anschließend ein Druckverband angelegt, der für 24 Stunden belassen werden soll. In dieser Zeit besteht Bettruhe und die Bitte, möglichst auf dem Rücken liegen zu bleiben, damit der Druckverband nicht verrutscht. Im Anschluss verbleibt man noch für 48 Stunden in einer speziellen Therapiestation, da die Behandlung mit radioaktivem Material erfolgte.

Das ganze klingt schon sehr aufregend und spektakulär. Das Ärzteteam will also direkt in meiner Leber die Tumorherde mit radioaktiven Mitteln bekämpfen. Ich kann mir zwar nicht vorstellen, wie man sich mit den ganzen Gefäßen in der Leber zurecht finden kann, aber ich bin auch kein Mediziner und das die Mikrotechnologie schon lange in der Medizin ihren Einzug hatte, weiß ich von einigen meiner Mitarbeiter, die bei Siemens in der Medizintechnik ihren Einsatz haben. Ich selbst habe mir bei unseren Kunden schon häufiger Medizintechnische Geräte angesehen und stehe immer wieder mit großem Erstaunen vor der Frage „Wie kommt man auf solche Behandlungsmethoden". Heute bin ich zum ersten Mal nicht nur erstaunt, sondern richtig froh, dass die Forschung und Wissenschaft solche Methoden entwickelt hat.

Mein Arztgespräch am Mittwoch fand dann nur kurz bei meinem Onkologen satt, ich wurde gleich an einen Assistenzarzt der Radiologie weitergeleitet. Der Inhalt des Gespräches war die Aufklärung über den mir bevorstehenden Eingriff. Alles, das was ich schon im Internet gelesen habe, wurde mir jetzt nochmals ausführlich vom Arzt erklärt. Er war ganz schön erstaunt über meinen bereits vorhandenen Wissensstand bezüglich der SIRT und auch ganz angenehm erleichtert, dass ich keine ängstlichen oder komplizierten Fragen gestellt habe. Was meine Motivation leicht dämpfte, war erneut die Aussage, dass auch diese Behandlung zu keiner Beseitigung des Tumors führen wird, sondern lediglich das Wachstum unterbrechen und für eine gewisse Zeit stoppen soll, um mir vielleicht ein paar unbeschwerte Jahre zu schenken. Welche Wirkung erzielt werden kann, sei dann so zwei Monate nach dem Eingriff feststellbar. Nach dem Ausfüllen und unterschreiben des Beratungsprotokolls händigte mir der Arzt eine Kopie des Protokolls aus. Darin ist noch einmal ganz toll beschrieben, wie die Behandlung durchgeführt wird und aus diesem Vordruck habe ich auch meine detaillierte Beschreibung für dieses Buch abgeschrieben. Als Termin zur Vorbereitung wurde der kommende Mittwoch, der 21.02.2018 fixiert. Je eher, desto besser, habe ich mir gedacht. So kann ich nicht durch langes Warten eventuell verunsichert zu werden.

Die Woche verging sehr schnell. Da Regine am Samstag arbeiten musste, fuhr ich nach Nürnberg, um im Garten nach eventuellen Winterschäden zu suchen. Der Winter hatte bis jetzt kaum Spuren hinterlassen, alles war soweit in Ordnung, dachte ich, bevor ich die geplatzte Brausearmatur in der von mir im letzten Jahr fertiggestellten Dusche entdeckte. Obwohl ich jedes Jahr das Wasser aus dem gesamten Kreislauf im Garten ablasse, war die nicht abmontierte Handbrause Schuld an der aufgeplatzten Armatur. Nächstes Jahr muss auch die abgeschraubt werden. Nach der Inspektion im Garten fuhr ich noch zu einem kurzen Besuch zu meiner Mutter und erklärte ihr soweit es ging meinen bevorstehenden Eingriff, ohne die Details zu erklären. Ich glaube, ihr war auch nur wichtig, dass ich der Behandlung mein Vertrauen schenke und mich dabei wohl fühle. Am späten Nachmittag fuhr ich wieder zurück nach Höchberg. Gesundheitlich fühlte ich mich sehr wohl, nach den abgebrochenen Chemo Therapien schien sich mein Körper wieder voll regeneriert zu haben.

Am Dienstagabend fuhr ich dann zu Sabine und Fritz nach Adelsdorf. Regine musste am Mittwoch arbeiten und ich sollte um 7 Uhr 30 in der Nuklearmedizin in Erlangen sein. Also nahm ich das Angebot von Fritz, mich nach Erlangen zu bringen, dankend an. Die Nacht war kurz, denn viele Gedanken „geisterten" wieder durch mein Gehirn. Grundsätzlich bin zwar ein „Langschläfer", aber am Mittwochmorgen war ich dann doch froh, als der Handywecker mich aus meiner Nachtgrübelei erlöste. Da Frühstücken nicht untersagt war, gönnte ich mir mit Sabine und Fritz noch Kaffee und eine Semmel mit Marmelade. Fritz und ich machten uns pünktlich auf den Weg und Viertel nach sieben Uhr waren wir an der Anmeldung zur Nuklearmedizin im Untergeschoß der medizinischen Klinik. Ich wurde sehr nett empfangen und kurz in die Station eingewiesen. Es gab nur 4 Patientenzimmer (alles Einzelzimmer) mit jeweils Blick vom Fenster in einen Innenhof. Auffällig war die Zimmertür, die keine normale Türe war, sondern eine Schwebetür, welche nur elektrisch, per Knopfdruck, geöffnet oder geschlossen werden konnte. Wie mir später erklärt wurde, handelt es sich um eine sehr schwere Blei Türe, welche Radioaktivität abschirmen soll. Es hatte schon fast den Charakter eines Hochsicherheitstraktes einer Vollzugsanstalt, wobei ich anmerken muss, dass ich den Vergleich nur durch Bilder, aus von mir gesehenen Filmen, ziehen kann. Die Innenausstattung der Zimmer war aber für eine Krankenstation sehr schön, was den Gefängnischarakter schnell vergessen ließ. Durch die Abschirmung war die Mobilfunkverbindung zwar sehr schlecht, aber als Patient kann man das hauseigene Festnetz und Internet sehr gut nutzen. Die zwei Tage werde ich sicher gut überstehen, ich darf ja eh nur das Bett hüten und keinerlei Aktivitäten nachgehen. Also war für mich als Dauerschläfer schnell entschieden, mein Schlaf wird sehr ausführlich sein.

Allerdings wurde mir vorerst nicht viel Zeit gelassen, mich privaten Dingen zu widmen. Unmittelbar nach Zimmerbezug ging es schon los mit Routineuntersuchungen wie Blutdruck und Körpertemperatur messen, ebenso wie EKG und Fragestellung zum allgemeinen Befinden. Ohne größere Pause konnte ich dann das allseits „beliebte" grünweise Patientenhemdchen anziehen und wurde mit dem Bett zum Behandlungsraum gebracht. Es war ein großer heller Raum, mit viel Technik und einem riesigen Flachbildschirm in der Mitte. Davor befand sich ein Operationstisch mit mobilen Röntgengeräten. Ich durfte von meinem Bett auf den Operationstisch wechseln. Gleich darauf kam der aus meiner Sicht, noch junge Radiologe und begrüßte mich sehr freundlich mit der Frage, ob alles soweit ok ist.

„Ich werde zunächst mit örtlicher Betäubung in der Leiste einen Zugang zur Hauptschlagader legen. Die Arbeiten heute dienen als Vorbereitung für die spätere Platzierung der radioaktiven Mittel direkt in ihrer Leber. Gegen Ende der Vorbereitung werden wir anhand eines Testbildes mit Kontrastmittel sehen, ob alle Gefäße ordnungsgemäß verschlossen sind, damit dann nächste Woche keine Komplikationen auftreten. Ich plane so zirka 2-3 Stunden für die Vorbereitung und bitte sie darum, sich möglichst wenig zu bewegen."

Seine zwar nette, aber direkte Gesprächseinleitung ließ mich erstmal durchatmen. Zirka 2-3 Stunden da liegen ohne Bewegung wird sicher spannend.

„Falls sie während des Eingriffes sich bewegen müssen, teilen sie mir das bitte vorher mit, den jede unerwartete Bewegung kann meine Arbeit stören und zurückwerfen."

Die Spannung steigt, also mal sehen, wie lange ich so liegen kann. Meistens fängt kurz nach so einer Information die Nase an zu jucken oder es „juckt das Fell". Zunächst ging aber alles sehr gut. Die örtliche Betäubung war nur ein leichter Druckschmerz in der Leiste, danach habe ich nichts mehr gespürt. Allerdings, als leicht Blut spritzte, meinte der Arzt: „Ok, ich habe sie (die Hauptschlagader) gefunden". Wenigstens versteht er so wie ich Humor und redet auch mit mir. Nach knapp einer Stunde muss er wohl meine Leber als seine „Spielwiese" entdeckt haben und meine Leber schien nicht so einfach zu sein. Immer wieder hörte ich Kommentare wie: „Ah, da ist noch eine Biegung" oder „das sollte ich auch noch verschließen". Alle Vorgänge beobachtet er sehr gewissenhaft auf dem überproportionalen Bildschirm. Nach zwei Stunden signalisierte er mir, dass die Vorbereitung noch etwas dauern kann, denn meine Gefäßverzweigungen in der Leber sind nicht ohne.

Plötzlich stand Peter im Raum und fragte mich wie es mir geht. Der Arzt machte eine kleine Pause, damit Peter und ich kurz reden konnten und ich nicht zu abgelenkt bin. Beim Verlassen des Behandlungsraumes lobte Peter noch seinen Kollegen mit den Worten: „Du machst das schon klasse, wie immer". Diese Aussage gab auch mir nochmal eine gewisse Zufriedenheit trotz meiner auszuhaltenden Strapazen. Leider hat die Vorbereitung nach drei Stunden immer noch kein Ende gefunden und langsam fingen meine Beine an zu schmerzen. Auch Durst kam auf und ein anwesender Pfleger brachte mir ein Glas Wasser mit Strohhalm, da ich mich ja nicht zum Trinken aufrichten konnte. Nach dieser erneuten kleinen Pause setzte der Arzt zum Endspurt an, was dann doch noch gut eine Stunde dauerte. Ich konnte also nach rund vier Stunden, den Behandlungstisch mit einem mächtigen Druckverband in der Leiste, direkt in Richtung meines Bettes verlassen. Stillhalten und Ruhe waren jetzt angesagt, aber die Vorbereitung war überstanden... dachte ich.

„Leider ist mir nicht gelungen, schon alle notwendigen Gefäße zu verschließen und so kann ich die Behandlung nicht durchführen. Wir müssen nächste Woche erst nochmal die Vorbereitungsarbeiten ergänzen und dann in zwei Wochen die Behandlung erneut ansetzen. Sorry, aber ihre Leber ist sehr umfangreich mit Gefäßen ausgestattet und ich will einfach kein Risiko eingehen."

So erklärte mir mein Arzt, dass meine geplanten zwei Behandlungstermine auf drei aufgestockt wurden. Also in einer Woche nochmal Vorbereitung und dann erst in zwei Wochen einführen der radioaktiven Partikel. Ich bin also wieder mal eine außergewöhnliche Erscheinung. Auch meine Leber ist anders als die der Masse. Nun gut, dafür wird dieser Eingriff auch etwas Besonderes, war meine sofortige positive Gedankenwelt. Im Anschluss erfolgte noch die Röntgenaufnahme, bevor ich dann auf mein Zimmer kam.

Da es schon spät am Nachmittag war und ich sowieso Bewegungseinschränkung zu beachten hatte, gab es nur noch ein kurzes Telefonat mit Regine und Fernsehen über den Bildschirm am Bett, bis zum frühzeitigen Einschlafen. Aber wie bereits schon gesagt, ich schlafe eh gerne und Schmerzen hatte ich keine.

Am nächsten Morgen gab es erst mal ein kleines aber gutes Frühstück mit Brötchen, Butter, Wurst, Käse und Marmelade. Auf die Toilette zu gehen war noch bis Nachmittag untersagt, aber für den Notfall gab es noch eine Bettflasche. Zur Visite kam dann der Gefäßchirurg und der Assistenzarzt, welcher mich vor einer Woche ausführlich aufgeklärt hatte. Er erklärte mir nochmal, dass der Eingriff zwar erfolgreich war, aber er es leider nicht geschafft hat alle notwendigen Gefäße zu verschließen. Er wird aber sein Werk in einer Woche erfolgreich beenden. Danach kam die Schwester zum Blutdruck und Fieber messen, alle Werte waren normal. Anschließend bin ich wieder eingeschlafen, aber wie gesagt...

Am Nachmittag, also rund 24 Stunden später, durfte ich aufstehen und endlich auch die Toilette aufsuchen. Ich hatte nach wie vor keine Schmerzen und eigentlich spürte ich überhaupt nichts von dem Eingriff. Der Druckverband muss aber noch bis Freitag dranbleiben. Spät am Nachmittag dann nochmals messen von Blutdruck und Körpertemperatur mit anschließendem Abendessen, Fernsehen und Schlafen, der Tag war gelaufen. Nach dem Frühstück am Freitag wurde dann der Druckverband entfernt und durch ein großes Pflaster ersetzt. Ich konnte die Nuklearmedizin wieder verlassen und mit Fritz zu ihm nach Hause fahren. Teil eins war Geschichte, von Beschwerden oder gar Schmerzen keine Spur. Es war alles so, als ob ich nie etwas mit einer Erkrankung zu tun hätte.

Nach einer Tasse Kaffee mit Fritz, Sabine war in der Arbeit, und einer kurzen Unterhaltung mit viel schwarzem Humor, machte ich mich dann wieder auf den Weg nach Höchberg. Mein Bett bei Fritz wurde für die nächste Woche reserviert. Die Autobahn war ohne großes Verkehrsaufkommen und ich erreichte Höchberg ziemlich entspannt. Regine kam dann auch gegen 19 Uhr von der Arbeit und wir besuchten unseren Italiener in Höchberg um den Abend mit einem guten Essen im „Bastia" ausklingen zu lassen. Das „Bastia" hat sich im Lauf der Zeit zu unserem Lieblingsrestaurant mit italienischer Küche entwickelt und ich denke wir werden zwischenzeitlich dort schon als Stammgäste gesehen. Lachsfilet mit Spinat und Rosmarinkartoffel ist ein absoluter Hit für uns und an diesem Abend wählten wir beide dieses Gericht. Der Abend zu Hause verlief unspektakulär mit Fernsehen und frühem zu Bett gehen.

Insgesamt ging es mir verdammt gut und ich war wieder einmal von allen Sorgen meiner Krebserkrankung befreit. Am Montag informierte mich dann Fritz, dass unsere freiberufliche Buchhalterin, Dia, Interesse daran hat, mit einer Kollegin zusammen, unsere Firma zu kaufen. Allerdings wären sie nicht in der Lage unserem Kaufpreis in der von uns genannten Höhe zu erbringen. Sie wären aber sehr glücklich, wenn wir mit ihrem Preisvorschlag einverstanden wären. Zieltermin für den Übergang wäre der 01.05.2018 und ein notwendiger Notartermin kann sehr schnell vereinbart werden. Fritz und ich wägten alle Vor- und Nachteile ab und kamen zu dem Ergebnis, an Dia und Ihre Kollegin zu verkaufen. Auch wenn wir nicht den Erlös erzielen, den wir uns vorgestellt hatten, waren wir zufrieden, wenn von Dia unser „Werk" weiter geführt wird. Geld ist eben doch nicht alles und eine schnelle Abwicklung eines Kaufes verhindert auch emotionale „Verirrungen". Dia war sehr glücklich über unsere Entscheidung und stellte mir auch frei, jederzeit, wenn ich Lust dazu verspüre, noch ein wenig mitzuarbeiten. Sie wäre froh, meine „verkäuferischen Fähigkeiten" noch etwas zu nutzen. So wurde für Ende März der Notartermin vereinbart und ich begann damit, meine Firma „loszulassen". Fritz war ebenfalls sehr zufrieden mit der letztendlich von mir getroffenen Entscheidung. So langsam wurde mein Leben in ruhigeres Gewässer manövriert. Der Rest der Woche verlief normal mit einem Besuch bei meiner Mutter und dem üblichen Alltag.

Am Mittwoch, dem 28.02.2018 war ich wieder um 7 Uhr 30 in die Nuklearmedizin bestellt. Auch jetzt fuhr ich am Vorabend zu Fritz und Sabine um die Anreise in der Frühe zu verkürzen. Fritz brachte mich dann erneut nach Erlangen. „The same procedure as every year" konnte ich für mich beanspruchen. Vor Ort empfing mich das gleiche nette Personal und wie vor einer Woche wurde mir zunächst das Zimmer zugewiesen, ein anderes, als letztes Mal. Die Kontrolluntersuchungen mit Blutdruck messen, EKG etc. starteten den neuerlichen 2-tages Aufenthalt. Gegen 10 Uhr lag ich wieder auf dem Operationstisch mit dem Mammutbildschirm. Der Arzt begrüßte mich mit der Aufforderung: „Auf zur nächsten Runde, ich denke noch ein bis zwei Stunden, dann haben wir es geschafft." Klingt gut, war es dann aber doch nicht. Nach zirka einer Stunde wurde ich von ihm gefragt, ob ich etwas dagegen habe, wenn Besucher aus dem Hause Siemens meiner Behandlung beiwohnen. Sie möchten gerne mal ihr Werk, das Radiologie System in Aktion sehen und mit ein paar Fragen und deren Beantwortung ein Protokoll zur eventuellen Verbesserung des Systems beitragen. Da diese Beobachtung keinerlei Beeinträchtigung für mich bedeutet, stimmte ich zu. Nach rund 20 Minuten hatten die Besucher genug gesehen und verließen den Ort des Geschehens. Eine weitere Stunde verging und wir näherten uns der drei Stunden Marke ohne abzusehen, wie lange der Eingriff noch dauert. Manchmal konnte ich die Verzweiflung von dem Arzt spüren und einmal hatte ich fast den Eindruck, er steht kurz vor dem Aufgeben. Nach wieder vier Stunden intensiver „Eingriffstechnik" kam er mit dem Wortlaut: „so, jetzt sieht es ganz gut aus" zum Ende. „Wir müssen nur vor der Platzierung der

Partikel nochmal prüfen, ob auch alles noch verschlossen ist." War sein Kommentar nach dem Entfernen des Zugangs und dem Abdrücken der Schlagader. Dazu stand er wieder neben mir und drückte mit seinen Händen rund 3 Minuten auf die Leiste, bevor er dann den Druckverband anbrachte. Zurück im Zimmer kam ich mir fast vor wie in dem Spielfilm: „Und täglich grüßt das Murmeltier", denn genau das habe ich alles schon einmal erlebt. Wie auch vor einer Woche verspürte ich keinerlei Schmerzen, es war also nur die Aufgabe die zwei Tage mit grober Langeweile in der Spezialstation zu verbringen. Schlaf war wieder einmal mein „Heilmittel".

Auch diesen Freitag war Fritz pünktlich zur Stelle, aber auf Grund unserer verfügbaren Zeit suchten wir noch in Erlangen ein Café auf, es war schon fast Mittag und ein kleiner Imbiss kann nicht schaden. Fritz berichtete mir von seinen Aktivitäten im Büro, wo er schon begonnen hat unsere persönlichen Sachen zu verpacken und alles was ausschließlich im Firmenbesitz ist separat zu lagern. Der Notartermin war gelegt und auch wenn ich schon vieles in meinem bisherigen Leben erlebt hatte, waren wir beide davon überzeugt, dass der Verkauf bald vollzogen ist und wir nicht mehr in der Firma sind. Also war es gut von Ihm diese Aussortierung der Unterlagen und Akten vorzunehmen.

Die Heimfahrt war diesmal mit einem kleinen Stau versehen, welcher mich rund 40 Minuten später in Höchberg ankommen ließ. Das war aber unproblematisch, da Regine erst um zirka 19 Uhr von der Arbeit heimkommt. Ich begann mit den Vorbereitungen für unser Abendessen. „Gebackener Schafskäse mit Baguette" ist so eine schnelle Küche, welche Regine und ich lieben. Dazu werden Tomaten, Zwiebel, Knoblauch und Paprika klein geschnitten, mit Gewürzen und Olivenöl vermischt und dann in einer Blechkasserolle mit gewürfeltem Schafskäse im Backofen gebacken. Ein wunderbar leichtes Sommergericht, ok es war Februar, schnell zubereitet und immer sehr schmackhaft. Regine und ich waren sehr glücklich, dass ich auch den zweiten Teil sehr gut überstanden hatte und unsere Hoffnung, auf ein erfolgreiches Ende mit dem Wachstumsstopp der Tumorzellen, wurde wieder stärker. Noch einmal in die Nuklearmedizin und ich habe auch diese Therapie gut überstanden.

Bei unserer „Hauserneuerung" aus dem Vorjahr standen noch einige Gartenarbeiten auf dem Programm und da auch ein neuer Weg vom Vorgarten zur Terrasse von uns gewünscht wurde, nahm ich Kontakt zu Ingo auf, einen alten Bekannten, der hervorragend dies Arbeiten ausführen kann. Ingo kam am Wochenende vorbei, besprach mit uns die Umbaupläne und sicherte mir die Ausführung für März zu. Wenn also meine nukleare Behandlung in der ersten Märzwoche erledigt ist, geht es mit neuen Aufgaben an den Garten. Dazu mussten jetzt die Platten, Splitt und sonstiges Material wie Quarzsand bestellt werden. Der kleine Baumarkt in Höchberg hatte zwar keine riesige Auswahl an Gehwegplatten, aber wir sind fündig geworden und haben für die dritte Woche im März die Lieferung geordert.

Aber vorher war noch der dritte Eingriff in der Nuklearmedizin durchzuführen. Am Mittwoch, dem 07.03.2018 sollte ich erst um 11 Uhr 30 in der Klinik sein. Regine hatte frei und fuhr mich nach Erlangen. Auch am Samstagmittag kommt mich dann Regine abholen, Fritz hatte seine Aufgabe als bisheriger Chauffeur bestens erfüllt. Der letzte Eingriff verlief ähnlich wie die bisherigen beiden Vorbereitungen. Zunächst kontrollierte derArzt, ob alle Verschlüsse noch existierten. Irgendwie hat er dann doch eine kleine Korrektur von kurzer Dauer durchgeführt. Nach einer Stunde der Kontrolle und Ergänzung hieß es dann warten. Das Medikament wird in Neuseeland hergestellt und ganz zeitnah per Flugzeug nach Frankfurt gebracht. Von dort kommt es dann kurz vor Einführung erst in die Klinik. Da verschieden Platzierungen geplant waren musste die Mengenaufteilung pro Platzierung erst noch errechnet und verteilt werden. Die ganze Prozedur dauerte ebenfalls rund 1,5 Stunden, sodass nach knapp 3 Stunden der Arzt zusammen mit einem Nuklearmediziner begann die radioaktiven Partikel zu verabreichen. Irgendwie ist das schon ein komisches Gefühl, auch wenn man davon überhaupt nichts spürt. „Tschernobyl lässt grüßen" war einer meiner Gedanken, aber Radioaktivität ist nicht immer was Schlechtes für den Menschen. Sollte es mir übel werden, dann soll ich bitte sofort Bescheid sagen war die letzte Information vor der Einführung des Mittels. Normalerweise wird so eine Behandlung erst auf eine Hälfte der Leber und nach kurzer Zeit auf die andere Hälfte ausgerichtet. Da bei mir die Streuung der Tumorherde in der Zwischenzeit schon die ganze Leber betroffen hat, aber meine restliche Leber sich in einem sehr guten Zustand befindet, wurde bei mir mit diesem Eingriff die komplette Leber mit den Partikeln versehen. Deswegen dauerte auch die Platzierung der Partikel erneut so lange, dass ich dann insgesamt wieder über 4 Stunden auf dem Operationstisch lag.

Es war vollbracht, nach rund dreimal vier Stunden war ich radioaktiv „verseucht" und konnte nach der Kontrollaufnahme zurück in mein Zimmer. Wenn es dunkel ist, geh ich mal auf die Toilette, mache kein Licht und schau mal nach, ob mein Urin leuchtet, dachte ich schelmisch und innerlich lachend. Zumindest werde ich das Fritz und allen anderen, die mich danach fragen so erzählen, war ich überzeugt. Jetzt musste ich nur noch die 48 Stunden Überwachungszeitraum hinter mich bringen und der Alltag bekommt mich wieder. So nebenbei erfuhr ich von der Schwester, dass diese Patientenzimmer wirklich sehr intensiv, wegen der Radioaktivität, von der Außenwelt abgeschirmt sind. Sogar das Abwasser wird in speziellen Behältern aufgefangen und gesondert abtransportiert. Nach zwei Tagen ist dann der Spuk vorbei und die Strahlung der Partikel ist zu Ende. Deswegen muss man als Patient dann eine Tag länger auf der Station bleiben. Ich glaube außer meiner Operation und dem Klinikaufenthalt danach, gab es keine andere Zeit, die ich mit so viel Schlaf und nichts tun verbracht habe. Selbst die Möglichkeit zu surfen im Internet hatte ich auf ein Minimum reduziert.

Endlich Samstag, Regine kommt um mich abzuholen. Ab 12 Uhr kann ich die Klinik verlassen und das tut gut. Körperlich ging es mir nach wie vor sehr gut und wir hofften nur noch auf den erwarteten Erfolg. Dieser sollte aber noch einige Zeit auf sich warten lassen. Zunächst war eine Kontrolluntersuchung für den Donnerstag, den 17.05.2018 vorgesehen. Also gut zwei Monate des Wartens und der Ungewissheit, nur die Hoffnung auf Erfolg blieb uns erhalten. Diese eigentlich unangenehme Situation beeindruckte mich aber nicht mehr sonderlich, ich hatte mich ja an solche „Wartezeiten" schon gewöhnt und im Großen und Ganzen ging es mir trotz allem sehr gut.

Im Alltag angekommen verflogen die Gedanken bezüglich meiner Krankheit sehr schnell. Die Gartenarbeiten, mit dem Verlegen des neuen Weges ums Haus durch Ingo standen vor der Tür. Dazu mussten noch ein paar Vorbereitungen von mir getroffen werden. Alte Platten entfernen und an einem freien Ort stapeln, Begrenzungssteine ausgraben und zuletzt noch Unkraut beseitigen. Alle körperlich Schwierigen Arbeiten ließ ich für Ingo übrig. Zu starke körperliche Anstrengung sollte ich auch noch vermeiden. Auf Ingo war Verlass und in zwei Arbeitstagen strahlte der Weg um unser Haus im neuen „Glanz". Ebenso hat er eine Fläche mit 3 mal 3 Metern seitlich vom Haus gelegt, die Plattform für unser neues Gartenhaus. Sobald das Wetter es zulässt, werde ich damit beginnen dieses nach eigenen Plänen zu erstellen. Einzig das Einkehren von Quarzsand in die Fugen war dann noch meine spätere Aufgabe. Ingo hatte unseren Auftrag wieder zu meiner vollen Zufriedenheit erledigt, erhielt seine Entlohnung und verabschiedete sich mit den Worten: „Wenn Du wieder was brauchst, auch andere Gartenarbeiten, Du hast meine Rufnummer. Ich wünsch Dir für Deine Genesung alles Gute." So schnell, wie er erschienen ist, war er dann auch wieder verschwunden.

Nach dem fertiggestellten Weg kam nun der restliche Garten mit Erneuerungen dran. Der ehemalige „Rasen", jetzt mehr Wiese, wurde von uns mit Bodenvlies überdeckt und dann mit Erde aufgeschüttet. Der neue Untergrund erhielt dann einen wunderbaren Rollrasen. Der Garten nahm Form an und Regine bepflanzte noch das neu erstellte Hoch Beet mit Kräutern, setzte die Tomaten und Gurkenpflanzen von Ihrem Vater in die restlichen Beete und spekulierte auf eine gute Ernte. Der Sommer kann kommen war unser Slogan und da wussten wir noch nicht, was das für ein Sommer werden wird. Parallel dazu fuhr ich immer wieder nach Nürnberg, um auch dort im Garten den „Frühjahresputz" zu bewerkstelligen. Als erstes und wichtigstes galt es den Pfirsichbaum gegen die Kräuselkrankheit zu spritzen. Diese Maßnahme ist jedes Jahr im Frühjahr erforderlich, da Pfirsichbäume enorm unter dieser Krankheit Schaden nehmen können. Die Pfirsiche sind im Sommer ein Genuss und deshalb nahm ich diese Aufgabe jedes Jahr sehr ernst. Da auch die anderen Bäume, wie Apfel-, Birnen- und Zwetschgenbaum nicht „böse" sind, wenn sie behandelt werden, bekamen diese auch ihre Ration ab. Der einzige Winterschaden, die vom Frost aufgeplatzte Armatur in der Dusche, wurde ebenfalls von mir jetzt erneuert. Es macht wirklich Spaß diesen Garten zu pflegen und in Ordnung zu halten, aber ich merkte sofort, dass mir diese Aufgabe sicherlich irgendwann demnächst zu viel wird. Das reizvolle war der Pool, aber der braucht auch viel Pflege und wenn ich nicht vor Ort bin, wird das ein schwieriges Unterfangen. Mal sehen, wie sich das heuer entwickelt. Damit die Verschmutzung des Wassers vermieden wird, entschied ich mich die Filteranlage im Dauerbetrieb zu belassen. Das kostet zwar einiges an Strom, aber es ist auch nicht zufriedenstellend, wenn wir dann im Sommer zum Baden kommen und das Wasser ist grün von Algen. Ich sehe schon es wird nicht leicht und ich muss mir was einfallen lassen.

Ab April begann die Trockenheit in Begleitung, wie man jetzt weiß, von einem Jahrhundertsommer. Trotz ständiger Beregnung des Rollrasens hatte der keine Chance im Boden zu verwurzeln und begann Stück für Stück braun zu werden.

Neben den Aktivitäten im Garten, war mein sonstiges Programm sehr umfangreich. Für die Mobilität habe ich mir einen neuen Elektroroller zugelegt. Es macht richtig Spaß, fast geräuschlos in der Gegend herumzufahren. Beliebtes Ausflugsziel jetzt für mich mit dem Roller, die alte Mainbrücke. Von dort aus kommt zu Fuß ganz schnell in die Innenstadt von Würzburg und dort eine Tasse Kaffee genießen, bei schönem Wetter, einfach toll. Da ich mein Firmenfahrzeug auch demnächst abgeben muss, habe ich im Internet nach einem neuen VW Kombi gesucht und bin schnell fündig geworden. Anfang Mai kaufte ich dann in Kelkheim bei Frankfurt einen gebrauchten Golf Kombi mit Euro 6 Abgasnorm. Nicht, das ich dann später, mit Euro 5 Norm mit einem Fahrverbot in einzelnen Städten rechnen muss. Der Notartermin für den Firmenverkauf war auch für Ende April gelegt und Anfang Mai hatten dann Regine und ich mit ihren beiden Töchtern Rebecca und Natalie eine Urlaubsreise nach Portugal gebucht. Also große, freie Zeitfenster gab es bei mir nicht. Doch zunächst ging es mit Sabine und Fritz noch für ein verlängertes Wochenende nach Wien. Wien ist für mich neben Barcelona eine der schönsten Städte Europas und ich fahre sehr gerne nach Wien. Als Kaffeeliebhaber ist es fast schon Pflicht im „Hotel Sacher" die legendäre „Sachertorte" mit „Obers" zu naschen und im Kaufhaus Meinl, in der Nähe des Stephansdoms werden die restlichen Wünsche auf kulinarische Genüsse erfüllt. Ein Wiener Schnitzel in der Touristengastronomie ist ebenfalls ein „Muss". Sabine und Fritz hatten Regine zu ihrem Geburtstag einen Besuch der Ausstellung „Historisches Wien" geschenkt. Das war nicht nur eine Ausstellung sondern ein sehr lebhaftes „Eintauchen" in die Geschichte der Stadt Wien. Ein gut gemachter Film aus der Sicht eines Vogels entführte uns auch ins Mittelalter um auch nur ein annäherndes Gefühl für das Leben zu dieser Zeit zu spüren. Als auf dem Bildschirm jede Menge Ratten die Flucht ergriffen, spürten wir an unseren Waden einen Luftzug, der uns das Gefühl gab, die Ratten streifen unsere Beine. Wien war wieder einmal eine Reise wert.

Die nächste wichtige Aktivität, nach unserer Rückkehr, war also der Notartermin, für den Firmenverkauf. Fritz hatte für die Dokumentation und Kaufvertragsgestaltung, alle notwendigen Unterlagen bereits beim Notar eingereicht. Auch das Vorgespräch mit den Käufern, wo alle wichtigen Eckpunkte des Vertrages abgeklärt werden, wurde bereits von ihm mit meiner Zustimmung durchgeführt. Der letzte Akt, also das Vorlesen des Vertrages, mit dem besiegeln durch die jeweiligen Unterschriften, war also jetzt terminiert und bedeutete für uns, es gibt kein zurück. Heute weiß ich ganz sicher, das war gut so und hat auch sicher zu meinem weiteren Wohlbefinden beigetragen. Ich habe die schwierigste Aufgabe eines Unternehmers, die „Verantwortung für alles" an zwei Nachfolger abgegeben. Am 23.ten April 2018 gab ich meine Position als Gesellschafter/Geschäftsführer bei der serv.fit GmbH und deren Tochterfirma der serv.pro GmbH mit Wirkung zum 01.5.2018 auf. Da ich gedanklich den Verkauf schon durchexerziert hatte, kamen keine Emotionen auf und ich war am Ende sogar etwas glücklich über die Entscheidung, denn ich war frei und vor mir war ein neuer Weg, ohne Arbeit, rein als sogenannter „Privatier".

Die nächsten Tage ließ ich es mir sehr gut gehen, ich genoss sichtlich meine neue „Freizeit". Mit dem Roller nach Würzburg zum Kaffee und auch neuerdings zur Schmerztherapie, sprich Massage meiner vorbelasteten Halswirbel oder auch einfach nur ein kleiner Spaziergang durch die Innenstadt von Würzburg, wurden Bestandteile meines Tagesablaufes. Nichts konnte mich mehr aus der Ruhe bringen. Meine Eigenbeschäftigungsauflage ließ unser neues Gartenhaus schnell entstehen und mein Leben hatte wieder Spaß und Aufgaben zugleich. Wieder einmal war meine Krankheit aus dem Kopf und meinen Gedanken vollkommen verschwunden.

Der Höhepunkt vor meinem nächsten Kontrolltermin im Mai war dann noch unsere Urlaubsreise mit Rebecca und Natalie nach Portugal. Im Hause waren Regines Töchter immer wieder mal für bestimmte Ereignisse wie zum Beispiel Geburtstagsfeiern oder Weihnachten anwesend, sie hatten da auch noch ihre eigenen Zimmer, aber ich war schon gespannt, wie eine Woche auf engen Raum in einem Appartement mit meiner „neuen" Familie wohl funktionieren wird. Es war einfach toll. Wir hatten ein sehr großes, modern eingerichtetes Appartement. Natalie hatte was sehr schönes ausgesucht und auch die ganze Hotelanlage versprach erholsamen Urlaub. Die Tage vergingen mit Fahrten im Mietauto zu verschiedenen Sehenswürdigkeiten, mit zum Beispiel der letzten Bratwurstbude vor Amerika, sehr harmonisch und ich denke, es war für alle Beteiligten sehr entspannt. Kein Stress oder Zeitdruck, sondern Genuss und Erholung pur, wobei auch das Wetter seinen guten Beitrag leistete. Regine und ihre Töchter wollten einen berühmten Strand aufsuchen und dort angekommen, war das eine fantastische Oase der Ruhe, weit und breit nur Sand und Meer, kaum Menschen zu Sehen. Die Drei unternahmen einen Spaziergang in Richtung Felsen und ich setzte mich einfach in den Sand und genoss die absolute Ruhe. Nur leichtes Pfeifen vom Wind und Rauschen vom Meer. Ich war total entspannt und fühlte mich frei von allen Sorgen und plötzlich kreuzte ein Käfer meinen Blick über den Sand zum Meer. Genau vor meinen Füßen blieb er stehen, drehte sich mit dem Kopf zu mir um, so als wollte er sagen: „schön hier, nicht wahr, das ist mein Lieblingsstrand". Ich war höflich, begrüßte den Käfer mit einem lockeren „Hi", und da drehte er sich wieder in seine Laufrichtung und verschwand gegen Osten. Leben ist schon was Tolles. Auch wenn eine Woche Urlaub in Portugal sehr kurz ist, traten wir sehr erholt und gut gelaunt die Heimreise nach Höchberg an.

Am Tag nach unserer Rückkehr musste ich noch mein bestelltes Auto aus Kelkheim abholen und zwei Tage später war schon wieder der Kontrolltermin in Erlangen.

Für die Fahrt dorthin plante ich den Firmenwagen abzugeben und so fuhr Regine mit dem Jaguar ebenfalls mit nach Erlangen. Der Ablauf in der Uniklinik war bereits schon mehrfach erlebt und es passierte auch heute wieder nichts Außergewöhnliches. Anmeldung, Fragebogen in kurzer Fassung, Arztinformation, anlegen der Infusion und dann ab in die Röhre, das alles innerhalb der nächsten zwei Stunden. Dann hieß es wieder nur noch, Warten auf die Information von Peter. Unser Optimismus war eigentlich sehr groß, denn wenn radioaktive Partikel gesetzt wurden, noch dazu in unmittelbarer Nähe der Tumorherde und auch noch Peter sehr positiv von dieser Therapie überzeugt war, dann muss die Wirkung doch deutlich sein.

Leider war das wieder einmal ein Trugschluss. Der wohl bisher schlechteste Befund meiner bisherigen Kontrolltermine war das Ergebnis.

„In der Leber disseminierte, arteriell hyperfundiere, diffusions-restringierten Läsionen, einzelne größenprogredient, exemplarisch im Segment 6 mit 2,2 x 1,8 cm. Atrophes Lebersegment 4b nach Embolisation im Rahmen SIRT Therapie."

War ein Teil des Befundes mit der Beurteilung:

„Nach SIRT-Therapie beider Leberlappen bei multifokalem HCC größtenteils größenprogrediente HCC Herde."

Von Peter übersetzt hieß das, die Tumore wachsen progressiv und schnell weiter.

Was für ein Schlag in das Gesicht. Die hoffnungsvolle Erwartung löste sich in Nichts auf, ja es war sogar noch schlechter geworden. Was jetzt?

Ich bin absolut kein depressiver Mensch, aber dieses Ergebnis hinterließ auch bei mir deutliche Spuren. Natürlich ließ ich mir kaum etwas anmerken und versuchte nach wie vor meine allseits bekannte, positive Einstellung zu zeigen. Aber diese erneute schlimme Diagnose rüttelte heftig an meiner grundsätzlichen starken Selbstmotivation. Mir wurde deutlich wie nah Leben und Tod nebeneinander stehen. Heute noch geht es Dir gut und du erfreust Dich regelmäßig über schöne Dinge und Erlebnisse und morgen schon kann alles verändert sein und du siehst „dem Tod fast in die Augen". Mein Körper war eigentlich noch sehr fit und agil, aber ohne Leber besteht keine Chance den Körper am Leben zu erhalten. Das ist mir schon lange klar, aber jetzt erst so richtig. Wie lange kann meine Leber das Wachstum der Tumorherde noch verkraften? Wie lange noch funktioniert sie noch in ihrer Aufgabe meinen Körper zu entgiften? Wenn die Tumorzellen progressiv wachsen, also sehr schnell, wie lange darf ich noch leben? Erstes Anzeichen für das Nachlassen der Leberaktivität ist das Gelbwerden der Augen. Sind sie schon gelb? Ich ging zum Spiegel und konnte „Gott sei Dank" noch keine Färbung erkennen. Es waren Tage, die meine Gedanken deutlich verwirrten und meine Eigenmotivation gegen Null gehen ließen. Das musste auch ich erst mal verdauen und das war diesmal nicht mehr so leicht.

Nach zwei Tagen erinnerte ich mich so langsam wieder an meine Grundprinzipien, niemals aufzugeben. Ein Leitsatz meiner früheren Seminare zu Thema Verkauf war immer: „Wer den Kopf in den Sand steckt, dient anderen nur als Fahrradständer" und das wollte ich noch nie sein. Ich musste für mich wieder einen Weg finden, die negativen Gedanken zu verdrängen und dazu bekam ich wieder einmal von Regine die beste Unterstützung, die man sich nur vorstellen kann.

Sie empfahl mir eine CD mit dem Titel: „Wieder gesund werden" – eine Anleitung zur Aktivierung der Selbstheilungskräfte für Krebspatienten. Natürlich ist die klassische Schulmedizin die Basis den „Krebs" zu besiegen, aber die Übungen „zur Entspannung und Visualisierung nach der Simonton-Methode" während der Chemotherapie könnten einem dabei ein wenig helfen. Auch wenn ich nicht der große Freund von Thai Chi, Hypnose, Yoga und Meditation bin, irgendwas müssen diese beruhigend und entspannend wirkenden Körperübungen schon haben, sonst wären sie nicht so verbreitet. Da mein nächster Termin in der Onkologie erst am Mittwoch den 16.05.2018 war, fand ich es zumindest erst mal interessant mich mit dem Inhalt der CD auseinanderzusetzen.

„Ziehe Dich in ein Zimmer mit gedämpftem Licht zurück. Mache es Dir auf einem Stuhl oder einem Sessel bequem. Achte darauf, dass beide Fußsohlen den Boden berühren. Jetzt schließe die Augen – Pause – Rufe Dir ins Bewusstsein, dass Du atmest – Pause – atme ein paarmal tief ein und jedes Mal wenn Du ausatmest sprich im Stillen das Wort Entspannen"

waren die ersten Sätze, welche ich von einer sehr ruhigen und tiefen Stimme hören konnte. Ich bin neugierig geworden und ziehe mich in das Zimmer im Dachstudio zurück, um der Stimme weiterhin zu folgen. Ich startete die CD nochmals vom Anfang und begann den Anweisungen zu folgen. Es war für mich eigentlich das erste Mal, dass ich versuchte meine „innere Ruhe" zu finden und es tat mir gut. Auch wenn es für einen „Newcomer der Meditation" wie mich sehr schwer ist alle Gedanken abzuschalten, bin ich doch teilweise in eine Art „Stand-By-Modus" gelangt, also ich habe nicht geschlafen, aber um mich herum war alles zumindest sehr entspannt. Die Stimme führte mich dazu, mich selbst zu visualisieren, ließ also meinen Körper und meine Organe bildlich in Gedanken erscheinen. Ich fand es gut, mir die Tumorherde als böse Zellen vorzustellen und schickte gerne meine weißen Blutkörperchen visuell mit dem Auftrag los, diese bösen Zellen zu erkennen und zu zerstören. Meine Leber sah ich fortan als dunkelrotes großes Organ, welches von mehreren hässlichen, grüngrauen und zerrupften Tumorherden befallen ist. Die Farben gehörten zu meiner Visualisierung. Meine weißen Blutkörperchen entsprachen kleinen weißen Punkten, welche im ganzen Körper verteilt sind und die schickte ich jetzt in meiner Vision zu Millionen in meine Leber, damit sie die hässlichen Zellen auffressen. Bildlich, in meiner Gedankenwelt, war das schon ein voller Erfolg. Ich begann damit fast täglich vor dem Einschlafen im Bett meine „Legionen" von weißen Blutkörperchen in den Kampf gegen den Krebs zu schicken. Ob es was hilft weiß ich nicht, aber schaden wird es mir keinesfalls.

Das Wetter hatte zwischenzeitlich schon starken Sommercharakter und so verbrachte ich immer wieder einige Zeit in Nürnberg im Garten und besuchte parallel dazu auch meine Mutter im Seniorenhof in Altdorf. Im Garten zu übernachten war für mich immer ein sehr schönes Erlebnis und wenn es vom Wetter her nicht so gut war, dann hatte ich auch noch die Option in meiner derzeit nicht vermieteten Wohnung die Nacht zu verbringen. Ich versuchte einfach wieder meine Gedanken auf andere, schöne Dinge auszurichten.

Endlich war mein Termin in der Onkologie und ich wurde über die Ergebnisse des Tumorboards und die weitere Vorgehensweise von meinem Onkologen informiert. Seit kurzem gibt es ein neues vielversprechendes Medikament, welches in Deutschland zwar noch nicht zugelassen ist, aber kurz vor der Zulassung zur Erstlinientherapie steht. Bei uns kann es noch bis Jahresende dauern, aber in Amerika erhält es zum August 2018 die Zulassung. Mein Arzt hatte meine Krankenkasse zwischenzeitlich schon angeschrieben um die Therapie bewilligt zu bekommen. Erfahrungsgemäß dauert die schriftliche Zustimmung der Kasse 3-4 Wochen und um den Bearbeitungsprozess zu beschleunigen, gab mir mein Arzt den Rat, selbst nochmals mit der Kasse zu telefonieren und ein bisschen "nachzufragen".

„Kann die Kasse die Therapie auch ablehnen?"

war meine neugierige Frage gegenüber meines Onkololgen und er antwortete:

„Natürlich wäre das möglich, da das Medikament sehr teuer ist, aber er sei sehr zuversichtlich, da das Ärzteteam die Begründung für die Therapie schon gut definiert hat" war seine für mich sehr beruhigende Antwort.

Lenvatinib wird wieder in Tablettenform verabreicht, das heißt, ich war nicht wieder gezwungen regelmäßig nach Erlangen zu fahren, um das Medikament zu erhalten. Am 19.06.2018 lag dann die Bewilligung der Kasse zur Therapie mit Lenvatinib vor und mein Arzt schickte mir am nächsten Tag das Rezept. Meine Frau brachte mir dann am 22.06.2018 das Medikament mit und am 23.06.2018 begann ich mit der Therapie. Zunächst bekam ich für 30 Tage die entsprechende Menge verordnet. Eine Packung hatte den Inhalt für 15 Tage. Nach drei Wochen war dann der nächste Gesprächstermin angesetzt um meinen Gesundheitszustand zu ermitteln und zu entscheiden, ob das Medikament für weitere 30 Tage verordnet werden kann. Nach der dritten 30-Tage Phase war dann wieder eine Kontrolle mittels MRT vorgesehen, also der Termin war dann am 18. September 2018. Lenvatinib ist bisher als gut verträglich bekannt, anders als Sorafenib, wo die Nebenwirkungen mir ja ganz schön zusetzten. Die einzige vorsorgliche Maßnahme meines Onkologen war die Verordnung von einem, den Blutdruck senkenden, Mittel, welches ich sofort einnehmen soll, wenn ich einen Anstieg des Blutdruckes feststelle. Das ließ auch nicht sehr lange auf sich warten. Die schon lange bekannte Nebenwirkung erreichte auch mich schon am dritten Tag der Einnahme von Lenvatinib. Da ich noch nie erhöhten Blutdruck hatte, sondern mich mehr im Bereich „Lebt der noch?" befand, also Werte so 110 zu 70 normal waren, war es schon eine spannende Erfahrung für mich erstmals definitiv zu hohen Blutdruck zu verspüren. Mir war es plötzlich übel und ich hatte eine richtige innere Unruhe, welche mich ganz hibbelig und nervig werden ließ. Ab sofort 10 mg Amlodipin täglich, verhalfen mir wieder zu normaleren Werten. Häufiger Durchfall und ab und zu Juckreiz kannte ich schon und war von mir, mittels Loperamid einerseits und einer Hautcreme andererseits, gut kontrollierbar. Als neue Begleiterscheinung stellte ich ab Nachmittag, so etwa ab 16 Uhr, fest, dass meine Energie deutlich nachließ. Ich wurde müde und fing an mich täglich am Nachmittag hinzulegen und auszuruhen, was aber meine abendliche Energielosigkeit nicht stark veränderte. Erst am nächsten Morgen nach ausgiebigem Schlaf fühlte ich mich wieder fast „wie neu geboren" und voll Tatendrang. Da ich morgens mein Medikament einnahm, hatte ich den Verdacht, dass es mir bis abends dann meine Energie geraubt hat und ich mich täglich neu über Nacht aufladen muss. Ich fühlte mich wie „ein Akku auf der Ladestation". Ansonsten ging es mir blendend und ich hatte mich schnell an diese Chemotherapie gewöhnt. Zu Peter habe ich mal gesagt, nachdem er sich nach meinem Wohlbefinden erkundigt hat:

„Wenn ich alle drei Monate eine neue Chemotherapie mit diesen Nebenwirkungen bekomme und es mir so gut geht, dann bin ich die nächsten 20 Jahre damit einverstanden."

Mein Leben schien eigentlich immer mehr perfekt zu werden. Nach dem Abgeben der Firma viel Freizeit. Keine finanziellen Sorgen. Ein liebe Frau, die mich immer sehr stark unterstützt, und auch wieder die gemeinsame Hoffnung mit der neuen Therapie doch noch einen Erfolg zu verbuchen.

„Mensch, was willst Du mehr?"

Ein für mich noch unvergessliches Erlebnis im Juni war noch der Besuchstermin von Susanne, eine langjährige Freundin meiner Tochter. Ich gestattete meiner Tochter, dass Susanne mit ihrem Mann und ihrem Kind ein paar Tage in meiner Wohnung bleiben können. Susanne nahm mit ihrer Familie das Angebot dankend an. Als wir uns dann persönlich an einem Abend trafen, erzählte sie mir von ihrer Mutter, die auch sehr schwer an Krebs erkrankt ist. Auch sie hatte bisher viele Höhen und Tiefen durchzustehen und seit einiger Zeit redete sie mit ihrem Krebs, hat mir Susanne erzählt. In einem der Gespräche ihrer Mutter mit dem Krebs, hatte sie Ihm gesagt:

„Wenn Du mich killst, killst Du auch Dich und das wäre doch dumm, oder?"

Ich finde diese Aussage so klasse, dass ich auch meinen Tumor auf diesen Gedankengang aufmerksam gemacht habe. Ich habe kurzzeitig auch mit meinem Krebs geredet, Ihn darauf hingewiesen und hoffe er hat mich verstanden. Hier wäre mal wieder ein Smiley angebracht…

Im Juni zeichnete sich schon ab, dass der Sommer heuer ein großes Gastspiel geben wird. Ich genoss die Tage allein im Garten mit Pool und natürlich noch mehr, wenn Regine in ihrer Freizeit auch die Möglichkeit hatte in Nürnberg dabei zu sein. Aber auch in Höchberg war es sehr schön auf der neuen Terrasse die lauen Sommerabende zu genießen, auch wenn der gute Wein nur sehr selten als Begleitung dabei war. Ich fand in der Zwischenzeit alkoholfreien Sekt ganz toll und mixte den einen oder anderen sommerlichen Drink. Leichte mediterrane Küche oder Gegrilltes in geselliger Runde, ließen dann immer wieder meine Krankheit in Vergessenheit geraten. Allerdings blieb ich meiner neu gefundenen gedanklichen Eigentherapie sehr treu, meine weißen Blutkörperchen jeden Abend beim Zubettgehen zu aktivieren und die Mehrheit von ihnen in meine Leber zum „Vernichten und Aufräumen der Tumorzellen" zu schicken. Ich spürte schon fast wie Millionen von angriffslustigen Zellen sich auf den Weg machten meine Leber zu säubern. Okay das ist wohl schon etwas übertrieben aber ich habe mir das schon sehr intensiv eingeredet. Leider wird es sehr schwer werden, einen Nachweis über eine eventuelle positive Wirkung dieser Therapie zu bekommen, aber wie heißt es so schön, Glaube versetzt Berge und der Glaube an eine

„unterstützende Selbstheilung" wird mir, wie bereits erwähnt, sicher nicht schaden.

Tagsüber war ich wieder sehr intensiv dabei, mit meinem Elektroroller Würzburg detaillierter kennenzulernen, und das Superwetter gab mir viele Möglichkeiten, das zu genießen. Auch größere Waldspaziergänge standen auf meiner Tagesplanung und ich war richtig glücklich, dass so eine Strecke mit vier bis fünf Kilometern für mich keine Strapazen darstellten. Die einzigen kleineren Schmerzen bereiteten mir meine, im Jahr 2015, verschobenen Halswirbel so langsam wieder. Vom Hals über den linken Arm begann ich teilweise erneut eine leichte Taubheit des Unterarmes und des Zeigefingers und Mittelfingers der linken Hand zu verspüren. Also beschloss ich. einen mir von Regines Vater empfohlenen Schmerztherapeuten in Würzburg aufzusuchen. Schon nach der ersten Behandlung ließ das „Einschlafgefühl des Armes" und die Taubheit der Finger nach und so fuhr ich nun regelmäßig einmal die Woche, natürlich immer wenn Regine in der Apotheke war, zur Behandlung mit anschließendem Kaffeetrinken im Café „Lavazza" in Würzburg. Meine Leidenschaft Menschen zu beobachten taute so allmählich wieder auf und meine Lebensfreude wurde von Tag zu Tag immer stärker. Durch die abwechslungsreiche Vielfalt meiner Lebensinhalte, wie Fahrten in den Garten oder Kaffeegenuss in Würzburg, Spazierengehen oder Schmerzbehandlung wurde mir klar, mein Tagespensum ist ganz schön ausgefüllt und obwohl ich nach wie vor gerne meine Zeit im Garten in Nürnberg verbringe, stellte ich für mich fest, dass das notwendige Arbeitsvolumen vor Ort (mit Pool reinigen, Rasenmähen, Unkraut entfernen etc.) mehr Zeit beansprucht, als mir andererseits an „Genussphasen" zur Verfügung standen. Die bisherige Freude am Garten begann langsam sich doch deutlich zu reduzieren.

Soll ich den Garten auf meine Kinder übertragen? Oder soll ich zumindest die Beiden mit an „Bord" nehmen? Oder besser gleich verkaufen, es besteht ja eh kein Kontakt zu meinem Sohn. Aber eigentlich hat er immer wieder gesagt… „der Garten bleibt schon im Familienbesitz?" Ist er enttäuscht, wenn er ihn nicht bekommt. Es war meine nächste Aufgabe, das herauszufinden. Mit Jasmin war alles schnell besprochen. Sie erklärte sich bereit, zumindest versuchsweise sich mit um den Garten zu kümmern und begann Unkraut zu jäten und den Rasen zu mähen. Die Kontrolle des Pools mit entsprechenden Pflegemaßnahmen gingen wir fortan gemeinsam an. Da Jasmin als Grundschullehrerin beruflich sehr engagiert war, konnte man auch sehr schnell erkennen, alleine ist Ihr der zu betreibende Pflegeaufwand des ganzen Grundstückes ebenfalls zu viel. Ich zog es also doch in Erwägung mit Dominic zu reden und abzuklären, ob er immer noch die Variante, der Garten bleibt im Familienbesitz, für richtig hielt. Doch wie finde ich für ein Gespräch mit ihm die richtigen Worte? Zunächst stellte Jasmin erstmal Kontakt zu Susann, Dominics Freundin her. Doch auch sie hatte keinen konkreten Vorschlag für eine zielorientierte Kontaktaufnahme, allerdings schlug sie mir vor, ganz unkompliziert Dominic einfach zu fragen, ob er den Garten noch will, ohne auf irgendwelche Ereignisse in der Vergangenheit einzugehen. Nach Rücksprache mit Jasmin und später auch mit Regine, sah auch ich letztendlich diesen Weg als vernünftig an. Lehnt Dominic ab, dann kann ich immer noch gemeinsam mit Jasmin die weiteren Entscheidungen treffen. Ich schrieb Dominic eine SMS, da er bei WhatsApp nicht registriert ist.

„Hallo Dominic, denkst Du immer noch, dass der Garten im Familienbesitz bleiben soll? Dann sollten Jasmin, Du und ich uns demnächst mal treffen, denn ich habe vor den Garten bald abzugeben oder zu verkaufen."

Ich musste keinen Tag warten und bekam die Antwort:

„Selbstverständlich stehe ich zu meiner Aussage und komme gerne zu einem Gespräch. Sag mir nur wann."

Die erste Hürde war genommen. Zumindest verlief die erste Kontaktaufnahme mit Dominic positiv. Ein paar Tage später trafen wir uns dann im Garten und ich erklärte meinen Kindern nochmals ausführlich meine Situation und mein Bestreben den Garten abzugeben. Ich plante auch nicht für eine „Probezeit" eine Vereinbarung zu treffen, sondern mein Ziel war ganz klar für mich einen definitiven Schlussstrich zu ziehen und den Garten mit allen Rechten und Pflichten abzugeben. Dominic fragte zunächst nach den jährlichen Kosten. Grundsteuer, Versicherung gegen Einbruch und Sturmschäden sind fix und Stromkosten fallen je nach Verbrauch an. Ich machte auch deutlich, dass ich die Übertragung des Grundstückseigentums notariell vollziehen möchte. Der Vertrag soll die Übereignung als Schenkung an meine Kinder besiegeln. Die Kosten des Notars sind aber von beiden zu tragen. Mir ging es hierbei nicht um Geld, ich wollte nur sehen, ob die Beiden für sich wirklich einen Wert erkennen und auch bereit sind etwas dafür zu bezahlen. Ich glaube, sie waren über mein „Geschenk" sehr glücklich und zeigten mir das auch deutlich. Wir vereinbarten bis spätestens Ende des Jahres den Notartermin zu fixieren. Nach fast zwei Jahren ohne irgendwelchen Kontakt mit Dominic stimmte mich der gegenseitige sehr angenehme Umgang sehr positiv und ich glaube, ich habe meinen Sohn wieder gefunden und bin sehr glücklich darüber. Auch wenn diese Entscheidung vor ein paar Tagen für mich noch sehr kompliziert erschien, weiß ich heute sicher, dass sie absolut richtig war.

Wie üblich waren wir wieder an der Almoshofer Kirchweih am ersten Juli Wochenende zum Sonntagsumzug anwesend und bestaunten die lustigen und originellen Ideen der Wagenbauer vom Knoblauchsland. Kurz darauf organisierten wir nochmals ein Treffen mit unseren Freunden zum Grillen bei Traumwetter und der krönende Abschluss für das Gartenjahr 2018 war dann noch eine phantastische Ernte an Pfirsichen, Äpfeln und Birnen in großen Mengen. Ein Zeitabschnitt kam nun langsam zum Ende.

Ich konnte mich ab sofort auf unser Anwesen in Höchberg konzentrieren und begann mit der Planung eines Pools am Haus. Regelmäßige Temperaturen um die 30 Grad beschleunigten mein Vorhaben und Regine und ich begannen den Garten zu vermessen, wo so ein Aufstellpool wohl den besten Platz findet. Den Ende letzten Jahres gekauften aufblasbaren Außen-Whirlpool verkaufte ich sehr kurzfristig über Ebay. Auf dessen Stellplatz, eigens als Verlängerung der Holzterrasse angelegt, stellten wir dann die Doppelliege in Form einer Holzschaukel, welche bisher auf dem Rasen stand. Der neue Standort der Liege passte wie angemessen. Der befreite, vertrocknete Rasenplatz wurde jetzt von uns gewählt um den Aufstellpool mit 3,60 Meter Durchmesser in der Gartenecke zu platzieren. Die Vorbereitungsarbeiten waren, einen Kreis mit vier Meter Durchmesser auf dem Rasen zu markieren, die Fläche im Kreis plan zu machen und mit einer langen Holzlatte waagrecht auszurichten. Anfang August konnte ich dann das Pool Komplett Set bei einem Onlinehändler bestellen und in der zweiten Augustwoche erfolgte die Lieferung. Am 22. August (übrigens der Geburtstag meiner Mutter und Regines Bruder Richard) war dann viel los bei uns im Garten. Regines Bruder, ihr Vater, Regine selbst und jede Menge Kinder aus der Nachbarschaft halfen uns beim Aufstellen des Rundbeckens. Ich hegte so langsam den Verdacht, die Unterstützung der Kinder war nicht so ganz selbstlos. Smiley gefällig?

Den Boden hatte ich schon mit Styropor und der Bodenplane abgedeckt. Darauf wurde jetzt der untere Befestigungsring der Stahlwand ausgelegt und fixiert und mit Hilfe der anwesenden Personen konnten wir nun die wackelige Stahlwand aufstellen, zu einem Ring formen und in der Nut des Bodenringes einbringen. Mit einer Leiter stiegen jetzt Richard und ich in den Ring, um die blaue Poolfolie auszubreiten und an der Stahlwand einzühängen. Ca. fünf Kinder waren von mir beauftragt, die Stahlwand in der Ringform stabil zu halten, was auch sehr gut von allen erledigt wurde. Nach gut einer halben Stunde war die Folie fast faltenfrei eingehängt, der ober Sicherungsring für die Stahlwand aufgesteckt und die Beckenrandhandläufe montiert. Nun hieß es Wasser marsch. Damit die Befüllung nicht zu lange dauert, legte Richard einen Gartenschlauch von seinem Wasseranschluss über den Weg zu uns herüber mit Kaltwasser und um die Temperatur gleich etwas angenehm zu bekommen legte ich eine Schlauchleitung von unserer Kellerheizung mit Heißwasser zum Pool. Gegen Abend konnte die Einweihung mit einem Sprung von der Poolleiter erfolgen. Natürlich waren alle unsere Helfer mit Begeisterung im knapp 30 Grad warmen Wasser. Es war einfach schön.

Ich habe mich schon nach der Bestellung des Pools heimlich gefragt, ob das alles noch Sinn macht. Ich weiß ja nicht wie lange ich noch so schöne Zeiten genießen kann, aber diese Fragen habe ich gleich wieder verworfen, denn ich lebe und so soll es auch bleiben und dazu gehört auch das vorhandene Leben zu genießen.

Der lang anhaltende Sommer 2018 bestätigte mir auch immer wieder aufs Neue, dass meine Entscheidung richtig war und diese Investition zwar schon etwas Luxus beinhaltet, aber einfach gut tut. Fast jeden Morgen nach dem Aufstehen, genoss ich es, vor dem Frühstück in den Pool zu springen um einfach ein paar Tauch- und Schwimmbewegungen durchzuführen. Mein Gartengenuss aus Almoshof hat sich wieder ein Stück in Richtung Höchberg bewegt.

Mein Termin zur Kontrolle im MRT rückte näher. Noch eine Woche und ich erfahre wieder einmal wie es um mich bestellt ist. Das Untersuchungsergebnis im Mai war schon sehr negativ und wenn meine jetzige Chemotherapie auch nicht hilft, kann es schon ganz kritisch werden, waren so langsam aufkommende Gedanken. Das Fatale, mir geht es eigentlich sehr gut und die Chemo mit Lenvatinib vertrage ich bis auf ein paar Kleinigkeiten hervorragend. Vielleicht haben meine allabendlichen Kampfansagen meiner weißen Blutkörperchen etwas Positives beigetragen. Meine Leberwerte waren bei den Blutkontrollen auch nie mit Auffälligkeiten gekennzeichnet, ja und meine Augen zeigten auch keinen Hauch von „Gelb". Es wird schon gut sein, war die ständige Hoffnung, die ich meinen Gedanken einhämmerte. Die letzten zwei Tage vor dem Termin kann ich von meiner Gefühlswelt heute nicht mehr beschreiben, ich weiß nur, dass ich mir gewünscht habe, dass die Untersuchung bald vorbei ist. Egal welches Ergebnis, ich muss so wie es kommt damit leben, war mein neues Motto.

Ich übernachtete wieder in Fürth, damit ich pünktlich um 8 Uhr 30 in Erlangen sein konnte. Die Fahrt dorthin war zwar stressfrei ohne Stau, aber ich glaube ich konnte ein bisschen nachvollziehen, wie es Tieren geht, wenn sie zum Schlachthof gefahren werden. Vielleicht nicht so brutal, mit dem Tod vor Augen, aber irgendwie schon extrem unruhig. Die Prozedur der Untersuchung war wie immer, für mich schon langsam Gewohnheit. Anmeldung, Informationsblatt, Infusion anlegen und ab in die Röhre. Die bekannten Kommandos „Einatmen", „Ausatmen" und „nicht mehr atmen" verhinderten die Langeweile mit eventuellem Einschlafen und nach ca. 40 Minuten war wieder alles vorbei. Noch zur Kurzvisite und Blutentnahme zur Onkologie und wieder ab nach Hause mit dem traditionellem Warten auf Peters Anruf.

Heute war aber ein Zwischenstopp bei Sabine und Fritz in Adelsdorf mit Kaffee und Kuchen eingeplant. Zeit hatte ich ja genug, also machte ich mich auf den Weg und kaufte unterwegs noch Kuchen. Es war zirka 14 Uhr, als ich bei den Beiden eintraf. Wie üblich wurde ich gleich nach der Begrüßung gefragt, ob ich schon etwas weiß, musste die Frage aber verneinen. Fritz erzählte von seinen neuen Buchkäufen und Sabine bereitete Kaffee. Ich hatte gerade den ersten Bissen vom Kuchen genommen als mein Handy klingelte. Es war Peter.

„Was willst Du zuerst? Die gute oder die schlechte Nachricht?" war seine Begrüßung, an die ich mich sehr genau erinnern kann.

„Dann fang mal mit der schlechten an…"

„Es gibt keine schlechte Nachricht, das ist auch die gute Nachricht" antwortete Peter.

„Die Tumorherde sind zu rund 80 % zurückgegangen, ich habe meinen Augen nicht getraut, aber es ist so. Ein super tolles Ergebnis. Ich schicke Dir später die Bilder, aber du kannst schon mal nen Sekt aufmachen"

Ich war sprachlos und wusste gar nicht wie ich reagieren sollte. Ich hätte am liebsten geweint vor Freude, aber das ging nicht ich war bei Fritz und Sabine. Die Beiden waren natürlich neugierig und fragten sofort nach Peters Information. Ich brauchte ein paar Sekunden um das zu verdauen und gab dann Peters Info an Fritz und Sabine weiter. Die Freude bei uns war nun riesengroß und fühlte ich mich wie „Rumpelstilzchen" wie es vor Freude um das Feuer hüpfte. Mein Leben geht weiter, zumindest für noch einige Zeit – ich war wirklich überglücklich.

Jetzt hielt es mich natürlich nicht mehr lange bei meinen Gastgebern, ich musste hinaus „in die Welt" und das Ergebnis jedem sagen. Ich machte mich auf den Heimweg und noch vom Auto aus rief ich erst meine Mutter, dann meine Tochter Jasmin und meine Schwester Geli an, um den tollen Befund weiterzugeben. Regine wollte ich nicht am Arbeitsplatz stören, ich konnte es aber kaum erwarten, ihr am Abend die gute Nachricht zu überbringen. Alle Menschen um mich teilten mit mir mein Glück und ich fühlte mich wie an einem zweiten Geburtstag. Im Auto habe ich dann wirklich noch vor Freude geweint.

Regine und ich waren überglücklich und wir hielten uns lang in den Armen, endlich ein Lichtblick am Horizont.

„Jetzt geht es nur noch aufwärts, da haben bestimmt Deine weißen Blutkörperchen mitgeholfen. Gut, dass Du sie regelmäßig losgeschickt hast." Das waren die freudigen Worte von Regine.

„Ja, ich habe da schon irgendwie daran geglaubt, auch wenn ich mir sicher bin, dass letztendlich die Chemo diese absolut tolle Entwicklung bewirkt hat. Aber das heißt für mich, ich werde meine „Helfer" weiterhin losschicken, bis nichts mehr an bösen Zellen da ist."

„Ja, das musst du unbedingt so weiter machen."

Wir machten uns spontan auf den Weg zu unserem Lieblingsitaliener in Höchberg und genossen dort wieder einmal Lachs mit Spinat, eines unserer Lieblingsgerichte. Es war einfach wundervoll mit meiner lieben Regine den Abend zu genießen und seit Langem gönnte ich mir mal wieder ein Glas Wein.

Ich bekam in den nächsten Tagen von allen Seiten Glückwünsche zu dem überraschend guten Ergebnis, aber ein Anruf kam sehr unerwartet und ich stellte wieder einmal fest, das Leben schreibt schon so seine eigene unkalkulierbare Geschichte. Am Tag nach der positiven Nachricht, meldete sich bei mir am Handy Thomas. Thomas ist ein alter Geschäftsfreund aus den 90iger Jahren, wo wir rund zehn Jahre zusammengearbeitet haben. Anfang 2000 ist er dann nach Costa Rica ausgewandert und hat sich dort mit Teakholz beschäftigt. Auch wenn wir lange Zeit nichts mehr voneinander gehört haben, so ist unser Kontakt nie vollständig abgerissen. Als er in Costa Rica fest ansässig war, haben wir ab und zu per Email miteinander kommuniziert. Seit rund 2 Jahren ist er wieder überwiegend in Deutschland und freut sich über seine Tochter, von deren Existenz er sehr spät erfahren hat. Er war über meine Krankheit informiert, kannte aber bis dato keine größeren Details.

„Na mein Guter, wie geht es Dir?"

„Du wirst es nicht glauben, aber seit gestern fühle ich mich fast wie im siebten Himmel so glücklich. Meine letzte Chemo hat eine deutliche Verbesserung erwirkt."

„Das hört sich ja gut an, super, das freut mich wirklich für Dich" und das ist ehrlich von ihm gemeint, das weiß ich.

„Danke, aber das ist doch nicht der Grund Deines Anrufes, was ist los, welche Frage hast Du an mich"

„Du hast Recht, auch wenn es mich wirklich für Dich sehr freut, ich würde gerne etwas Geschäftliches mit Dir besprechen. Ich bräuchte Deinen Rat und eventuell auch Deine Hilfe. Hättest du mal Zeit für mich"

„Thomas, wenn Du mich vorgestern angerufen hättest, wäre meine Antwort klar nein gewesen, denn da schwebte ich in einem Zustand der Ungewissheit, aber, das muss schon Schicksal sein, dass Du mich heute anrufst, gerne habe ich Zeit für Dich. Wann willst Du mich besuchen kommen?"

„Ja wenn es bei Dir geht würde ich am Freitagnachmittag kommen, ist das ok"

„Ist ok, da ist Regine in der Arbeit – ich mache uns Kaffee und besorge Kuchen."

Eigentlich habe ich mich aus dem Arbeitsprozess zurückgezogen, und jetzt kommt Thomas und ich habe einen geschäftlichen Termin. Was doch ein guter Befund alles bewirken kann. Ok, ich habe aber nicht vor wieder groß aktiv zu werden, dachte ich zumindest jetzt noch. Mal sehen, wofür er meinen Rat braucht, welche Geschäftsidee er in Planung hat. Am Freitag werde ich mehr darüber erfahren.

Ich habe dann am Donnerstag noch den vollständigen Arztbefund über das Ergebnis der Kontrolle mittels MRT bekommen und auch von Peter noch die versprochenen Bilder. Damit wurde jetzt endgültig die positive Diagnose bestätigt. Es war eine erneute Bestätigung für meine immer andauernde optimistische Grundeinstellung. Ich war mir jetzt total sicher, mein Kampfeswille hat sich absolut gelohnt, meine Einstellung zu der Krankheit ist richtig und ich bin der wirklich „letzte Mohikaner" der statistischen „Fünf". Ich bin der, der die Fünfjahresmarke der Lebenserwartung überschreiten wird.

Am Freitag pünktlich zum Kaffeetrinken erschien Thomas und wir haben uns beide sehr gefreut über das Wiedersehen. Nachdem ich ihm meinen Krankenstand und den aktuellen Befund detaillierter erklärt habe, stieg er in das Thema neue Geschäftsidee ein und beschrieb zunächst den Auslöser seiner Idee.

„Du weißt, ich bin seit rund zwei Jahren wieder zurück aus Costa Rica. Ich bin glücklich mit meiner Tochter und war jetzt aber gezwungen mir einen Job zu suchen. Nur zu Hause rumsitzen und nichts tun ist nicht gerade die ideale Vorbildfunktion für heranwachsende junge Menschen. Also habe ich vor zwei Jahren begonnen als freier Handelsvertreter Elektromobile für Senioren zu verkaufen. Die Firma entspricht aber langfristig nicht meiner Geschäftsphilosophie und so habe ich mich im Mai dieses Jahres mit dem Verkauf und dem Service für Elektromobile und Badewannenlifte selbständig gemacht. In den eineinhalb Jahren als Handelsvertreter konnte ich sehr gute Geschäftsverbindungen zu Herstellern und Großhändlern knüpfen und will jetzt diesen echt gigantischen Markt nutzen und ein Vertriebsnetz aufbauen. Ich kann gut verkaufen, das siehst du auch an meinen Zahlen seit Mai, aber ich brauche jemanden der mir von der unternehmerischen Seite her hilft und meine „Große Denkwelt" mit in die Realität umsetzt. Und dabei denke ich an Dich. Ich weiß, dass Du das kannst und wäre froh wenn Du mir dabei hilfst."

Das war schon eine sehr umfangreiche Einleitung und ich fühlte mich auch ein wenig geschmeichelt, auch wenn ich nicht mehr groß vorhatte irgendwie geschäftlich aktiv zu werden. Sag niemals nie.

Thomas ist ein großartiger Verkäufer und er hat es schon verstanden mir trotzdem den Mund wässerig zu machen. Ich erkannte auch sehr schnell von welchem „gigantischen Markt" er spricht, denn nach kurzer Recherche im Internet, war deutlich es gibt keine professionellen Händler für Elektromobile vor Ort. Also ein Filialnetz so wie ATU beim Auto lässt schon eine gedankliche Geschäftseuphorie zu. Nach rund zwei Stunden habe ich grob verstanden, was Thomas vor hat und verabschiedete mich von ihm mit den Worten:

„Ich werde mal darüber nachdenken und dich über meine Einstellung zu dem Thema demnächst informieren."

Also zum Nachdenken hat er mich schon mit seiner Idee gebracht, obwohl ich zunächst ja überhaupt kein Interesse hatte. Aber die Idee klang wirklich vielversprechend. Es war gut, dass kein Zeitdruck für irgendwelche Entscheidungen zu spüren war und auch meine Überlegung erst im neuen Jahr, wenn überhaupt, mit kleinen Ratschlägen eventuell dabei zu sein, ließ Thomas gelten. Das Thema war bis Weihnachten erstmal vertagt.

Viel wichtiger für mich war zunächst mein stark erwachter Lebensdrang und ich wollte endlich wieder in meine alte Lebensgewohnheit zurück, dem schlechten Wetter hier, mit einer Reise in den sonnigen Süden, ein Schnippchen zu schlagen. Ich brauchte keine große Überredungskunst dazu, Regine von einem Flug auf die Kanaren im November zu überzeugen. Schnell waren auch noch Sabine und Fritz von unserer Idee begeistert und so buchten wir für Ende November eine Woche auf Fuerteventura. Das Leben kann so schön sein.

Das traumhafte Wetter bei uns hielt sich noch bis Anfang November und so war der September und Oktober voll mit Gartenarbeit – Pool – Sonnenbaden – Pool – Grillen – Pool und so weiter. Das im Frühjahr von mir neu gebaute Holzgerätehaus musste noch mit einer Lasur vor Winterschäden geschützt werden. Regine und ich besorgten Bio-Lasur in den Farben hellgrau und hellgrün. Ende Oktober waren wir beide dann damit beschäftigt das Haus zu streichen. Ich „hing" gerade zwischen Holzwand und Hecke mit Farbe und Pinsel, als ein „laufender Meter" mir freundlich im Vorbeigehen zurief „Hey Klaus". Ich weiß zwar nicht wer das war, aber antwortete natürlich ebenso freundlich zurück „Hey". Also bei unseren Nachbarskindern bin ich schon ganz gut bekannt, dachte ich mir. Ich glaube der liebe Bursche war bei den Poolaufstellern dabei. Alle Kinder mögen den Klaus und vor allem seinen Pool – ist doch toll oder?

Zwischenzeitlich bin ich auch noch ein paarmal nach Nürnberg gefahren um dort noch mit Jasmin und Dominic so nach und nach wesentliche Informationen zum Gartenbetrieb wie Wasser, Strom und Poolpflege weiterzugeben. Dominic hat schon sehr intensiv mit der Arbeit im Garten begonnen. Zunächst fing er an die riesige Hecke, bestehend aus Knöterich, dem Wucherkraut, zu stutzen. Von den geschätzten vier Metern Höhe hat er sie schon auf rund zwei Meter reduziert. Das ist aus meiner Sicht ein sehr großer Aufwand, aber wenn es ihm Spaß macht, dann bitte. Auch konnten wir eine Fuhre mit Sperrmüll zum Recyclinghof in Boxdorf wegschaffen. Ich habe das Gefühl, meine beiden Kinder fühlen sich jetzt schon sehr wohl als Eigentümer des Grundstückes, auch wenn der Notartermin noch anstand. Meine letzte Arbeit war noch das Schneiden des Pfirsichbaumes, den Zwetschgenbaum übernahm schon Dominic. Am 28 November 2018, kurz nach unserem Urlaub auf Fuerteventura erfolgte dann die Übertagung auf meine Kinder, beim mir vertrauten Notar in Erlangen.

Übrigens, es sind jetzt seit meiner Erstdiagnose in Zürich, zwei Jahre vergangen. Laut Statistik sind von fünf HCC Patienten jetzt drei nicht mehr am Leben. Gott sei Dank ist das eine Statistik und es tut mir echt Leid um die drei „Kollegen". Aber ich habe schon immer gesagt, ich bin der Ausreiser, der, der die Statistik erst zu einer Statistik macht. Fünf Jahre sind mir nicht genug…

Doch jetzt ging es noch der Sonne entgegen. Mit Sabine und Fritz war geplant am Vorabend unserer Reise gemeinsam in Würzburg zum Essen zu gehen. Fritz war noch im Besitz eines Gutscheines von uns, welchen wir gerne da einlösen wollten inklusive Übernachtung bei uns. Mit einem Auto fahren wir dann nach Frankfurt und parken am Airport. Der Plan ging leider nur bis zum Abendessen in Erfüllung. Kaum waren wir zu Hause, bekam Fritz derart starke Magenbeschwerden, dass wir gezwungen waren den Notarzt zu rufen. Die angebotene Übernachtung konnte nur Sabine nutzen, Fritz wurde vom Notarzt noch am selben Abend in die Klinik eingewiesen mit Verdacht auf Darmverschluss. Zerstört war unser Plan, eine Woche mit Sonne zu genießen, und wir flogen am nächsten Tag dann ohne unsere Freunde in Richtung Kanaren. Sabine blieb noch einen Tag bei uns im Haus und Fritz musste bis Donnerstag in der Klinik bleiben. Gott sei Dank hatte er keinen Darmverschluss, aber die Urlaubsfreude zerplatzte wie eine Seifenblase.

Regine und ich fanden es sehr schade, aber wir wollten uns dadurch nicht die gute Laune verderben lassen, denn es war schließlich noch die Freude über die positive Diagnose im September, welche uns zu dieser Reise motivierte. Und es wurde ein wunderschöner Urlaub mit tollen Eindrücken von der Insel. Sommerliche 25 bis 28 Grad an fast allen Tagen, eine sehr schöne Hotelanlage mit sehr netten Mitarbeitern und interessante Ausflüge mit dem Mietwagen ließen uns das schlechte Wetter bei uns zu Hause vergessen.

Das einzige Manko, welches ich verspürte, war wieder die nachlassende Energie meinerseits ab dem Nachmittag. Nun ja es war nicht schlimm - am Strand in der Sonne auszuruhen ist sehr angenehm. Es war, glaube ich, am dritten Tag unserer Reise, als mein Energieverlust gepaart mit starkem Durchfall den Tag nicht ganz so toll werden ließen. Am Abend sagte ich dann zu Regine, mir geht es eigentlich richtig gut aber dieses tägliche Verschwinden meiner Energie lässt mich fühlen, wie ein Akku auf der Ladestation. Am Morgen bin ich topfit und gegen Abend wird der Akku extrem leer, die Energie ist verbraucht. Leider eine Nebenwirkung der Chemo. Genau in der Nacht habe ich dann geträumt, dass ich ein Buch schreiben werde. Alle Kapitel mit den jeweiligen Titeln und auch der Inhalt der einzelnen Kapitel waren umfangreich und absolut realistisch in meinem Kopf und auch am nächsten Morgen war alles noch fast richtig real vorhanden. Ich erzählte Regine von meinem Traum und sie reagierte ganz unkompliziert mit dem Kommentar:

„Dann schreib doch einfach ein Buch"

Frauenlogik, ich und schreiben, blöde Idee. Aber irgendwie war alles so gut in meinem Kopf vorbereitet. Ob ich es doch probieren sollte? Ach hör auf mit dem Blödsinn, wir sind im Urlaub und jetzt genießen wir weiter ohne schriftstellerische Aktivitäten. Wie bereits erwähnt, habe ich dann am 29.11.2018 mit dem Schreiben begonnen.

Die Tage vergingen viel zu schnell, kaum bist du angekommen und fängst an dich zu entspannen, schon geht es wieder zurück nach Deutschland den Winter zu begrüßen. Ok ein paar wichtige Termine standen an. Zunächst Notartermin am 28.11.2018 und dann schon wieder am vierten Dezember der nächste MRT Kontrolltermin in der Uniklinik. Den hatte ich schon fast vergessen. Und dann, ja dann ist auch bald wieder Weihnachten. Ich glaube das Jahr geht im Eilzugtempo dem Ende entgegen. Eine kleine „Bremse" fand ich beim Schreiben von meinem Buch. Ich wurde immer wieder in die Vergangenheit zurückgeholt und bin immer wieder überrascht wie real ich die ganzen Erlebnisse noch in meinen Gedanken sehe. Mein Motiv zu schreiben verstärkte sich und ich merkte, das „Nacherleben" der Ereignisse um meine Krankheit, gab mir irgendwie neue Energie. Die positive Resonanz auf meine ersten geschriebenen Seiten von Regine und später auch von meiner Tochter Jasmin beflügelte mich, mein „Werk" fortzusetzen.

Am Dienstag dem 04.12.2018 war ich wieder einmal pünktlich in der Radiologie der Uniklinik Erlangen. Um 9 Uhr 30 war ich erneut zur Kontrolle terminiert. Komisch, anders als bei den letzten Termin hatte ich die Tage vorher überhaupt keine Gedanken an meine Krankheit oder deren Folgen verschwendet. Ich war die Gelassenheit in Person und ich hatte das Gefühl im Moment kann mich nichts erschüttern. Wie toll doch eine gute Diagnose noch eine lange Nachwirkung hat. Fast hätte ich mir eingeredet, ich bin gesund, eine Kontrolle ist doch gar nicht mehr notwendig. Die Prozedur wie immer, ich erspare mir die ausführliche Beschreibung. Die Spannung kam dann doch so ab Mittag wieder auf mit der Frage: „Ist alles auch gut geblieben?". Da mein Onkologe heute nicht im Haus war und der Gesprächstermin mit der Vertretung für kommenden Dienstag fixiert wurde, machte ich mich nach dem MRT direkt auf den Heimweg. Die Autobahn war ruhig und ich war knapp eine Stunde später zu Hause angekommen. Informationen von Peter hatte ich noch nicht, aber die Info über WhatsApp ließ nicht lange auf sich warten.

„Ich habe die Bilder angeschaut... sieht gut aus, aus meiner Sicht...Genaueres in einer Stunde."

Liest sich ja wieder gut, wenn Peter schon sagt sieht gut aus, dann habe ich wohl nichts zu befürchten. Zehn Minuten später kam folgende WhatsApp von ihm:

„Leicht verschlechtert im Vergleich von vor drei Monaten."

Alles doch nicht so gut dachte ich, aber was heißt leicht verschlechtert, ich denke Sorgen muss ich mir trotzdem keine machen. Das heißt halt das Medikament weiter regelmäßig einnehmen. Am Dienstag soll ich dann auch das neue Rezept bekommen und da ist sowieso das Gespräch mit der Vertretung. Also bis Dienstag weg mit den Gedanken, sieht soweit ja ganz gut aus, alles ok, weitermachen.

Ich hatte Spaß daran gefunden mein „Buch" weiterzuschreiben und auch der nicht ganz positive Zwischenbescheid änderte daran nichts. Ich durchlebte einen

Gedanken nach dem anderen und tippte ohne große Unterbrechungen meine von mir zu neuem Leben erwachten Geschehnisse in meinen Laptop. Ich war in der Lage so acht bis zehn Seiten am Stück zu schreiben, ohne mich dabei zu quälen. Alles ging wie in einem Film in meinen Gedanken vorüber. Und es tat mir sichtlich gut, nochmals zu realisieren, was ich schon alles durchgemacht hatte. Am tiefsten trifft mich immer wieder der Abschnitt mit meinen Halluzinationen bei meiner Operation im Dezember. Die Bilder sind immer noch so fest in meinem Kopf und alles wirkt so real, als hätte ich das erst gestern erlebt. Und doch war es nur eine „Alptraumwelt", worüber ich übrigens sehr froh bin.

Parallel dazu liefen auch schon die Weihnachtsvorbereitungen fast auf Hochtouren, mit Einkaufsvorbestellungen, Weihnachtsgeschenken und der Terminplanung wer, wann, mit wem zu Feiern zusammenkommen kann. Und auch Silvester war schon gedanklich mit im Spiel, aber da heißt es dann wahrscheinlich: „The same procedure as last year" – wir werden wieder unsere Freunde als Gäste haben.

Am Dienstag machte ich mich dann wieder auf den Weg nach Erlangen. Ich war um 14 Uhr zum Gesprächstermin bestellt und war dann schon um 13 Uhr 15 vor Ort. Nach der Anmeldung ging ich direkt zur Onkologie, allerdings ohne zu wissen, mit wem das Gespräch stattfinden soll. Die Schwester begann mit den Routineuntersuchungen mit Messen der Temperatur, Blutabnahme und Fragen nach dem allgemeinen Befinden. Um 13 Uhr 45 verließ ich das Ambulanzzimmer in der Hoffnung bald auch das Arztgespräch hinter mir zu haben. Mit dem neuen Rezept wollte ich bald wieder meine Heimreise antreten. Ich war alleine im Wartebereich vor dem Arztzimmer. Gegen 14 Uhr 10 verabschiedete sich die Ärztin, welche sich im Arztzimmer befand und wahrscheinlich meine Vertretung ist, von einem Patienten und verschwand wieder, ohne Kommentar oder Blickkontakt zu mir, in ihrem Zimmer. Um 14 Uhr 25 verließ sie das Zimmer wieder ebenfalls ohne mir nur die geringste Aufmerksamkeit zu schenken. Ist es vielleicht doch ein anderer Arzt, war mein nächster Gedanke. Bis 14 Uhr 40 passierte nichts, also hab ich mich entschlossen im Ambulanzzimmer mal nachzufragen. Ich betrat den Raum mit den Worten:

„Entschuldigung ich war für 14 Uhr bestellt und sitze jetzt immer noch allein im Wartebereich, kann es sein, dass ich vergessen wurde? Wenn der Arzt heute keine Zeit hat ist das Ok für mich, dann geben Sie mir einfach mein Rezept und ich komme ja nächste Woche eh zu meinem regulären Arzt zum Gespräch."

„Es tut uns leid, die Ärztin weiß Bescheid, und sie wollte Sie noch persönlich sehen, bevor Sie Ihnen das Rezept gibt. Ich gebe ihr nochmals Bescheid, dass Sie warten."

War die Information von der Schwester. Ich ging zurück zum Wartebereich vor dem Arztzimmer. Kurz vor 15 Uhr kam die Ärztin zurück in ihr Zimmer und schaffte es wieder perfekt ohne mich zu beachten an mir vorbei in ihr Zimmer zu gelangen. Vielleicht hielt sie mich für einen Androiden, oder sie weiß wirklich nicht, dass ich auf sie warte, was ich aber kaum glauben konnte. Um 15 Uhr 35 ging dann die Tür auf und die Ärztin ging mit folgenden Worten auf mich zu:

„Herr Schmiejowski, jetzt sind Sie dran, Entschuldigung, ich habe so viel zu tun und ich bin gezwungen Ihren Befund mit Ihnen persönlich zu besprechen, das hat halt jetzt etwas gedauert."

Mein erster Gedanke war, ja wenn ich so viel zu tun habe, warum mache ich dann den Termin für 14 Uhr oder gebe nicht kurz Bescheid dass es länger dauert. Ich wäre gerne in der Zwischenzeit zum Kaffeetrinken gegangen. Aber so sind sie die „Götter in Weiß". Warum mit Menschen respektvoll umgehen, wenn diese von einem abhängig sind. Mein Leben als Unternehmer hat mich andere Geschäftseigenschaften gelehrt.

Nun gut, endlich war ich zum aus meiner Sicht, unwichtigem Gespräch bei Ihr.

„Ja, das Ganze ist für mich nicht so schön, Ihnen den Befund mitteilen zu müssen. Es ist deutlich eine Verschlechterung zum letzten MRT zu erkennen und das heißt, Ihr Fall wird wieder am Freitag im Tumorboard besprochen. Es steht noch nicht fest, wie weiterhin behandelt wird, aber das jetzige Medikament kann ich Ihnen nicht mehr verordnen."

„Ja aber mein Freund Peter hat mich schon über die leichte Verschlechterung informiert und gemeint ich muss die Medikamente einfach weiternehmen"

„Ich weiß, dass Ihre Kommunikation mit ihrem Freund rege funktioniert, aber ich habe Anweisung von Leiter der Onkologie den Befund vorerst mit Ihnen so zu besprechen. Jedenfalls wird das Medikament Lenvatinib eingestellt. Sie sind ja dann nächste Woche wieder bei Ihrem Onkologen und der wird dann alles Weitere mit Ihnen besprechen."

Ich verließ total verunsichert das Arztzimmer und wusste jetzt überhaupt nicht mehr, was ich machen soll. Wie mir die Ärztin das erklärt hat, klang alles wieder furchtbar und so als ob mir nicht mehr geholfen werden kann. Leichte Verzweiflung machte sich breit. Mein Ausweg schien ein Telefonat mit Peter und ich war froh, dass ich ihn sofort erreicht habe.

„Hallo Peter, ich bin jetzt total durch den Wind. Ich war bei der Ärztin und verstehe die Welt nicht mehr. Dass eine leichte Verschlechterung vorliegt, weiß ich ja schon von Dir, aber warum sie mir jetzt das Medikament verweigert, verstehe ich nicht mehr. Was ist los, hast noch Informationen?"

„Nein, ich weiß leider auch noch nicht mehr, aber ruf doch morgen mal den Prof. an. Ich werde Ihn heute noch kontaktieren und Deinen Anruf ankündigen. Ich bin sicher der kann Dir dann was Konkretes sagen."

„Ok mache ich, danke und bis bald"

Mein kleiner, lausiger Krebs hat es wieder geschafft mich zu beunruhigen. Meine Gedanken wanderten wieder von Gut nach Böse und zurück und obwohl ich doch die letzten Wochen ja sogar Monate mental super drauf war, geriet meine Psyche wieder ins Wanken. Was sage ich jetzt Regine? Wie reagiert meine Tochter? Wie kann ich es erneut schaffen meine Gefühle und vor allem Ängste zu besiegen? Wahrscheinlich ist das die Ironie des Schicksals. „Mein Buch braucht weiterer Inhalt und ein wenig Spannung gehört wohl dazu" war ein spontaner, von mir gut zu gebrauchender Gedanke. Und so schlimm ist die Situation sicher auch noch nicht – mir geht es doch nach wie vor sehr gut. Es kann nicht sein, dass jetzt alles schlecht ist. Irgendwie geht es weiter.

Regine war schon etwas enttäuscht, als ich ihr von meinem Arzttermin und dem folgendem Telefonat mit Peter berichtete, aber trotz allem war sie wieder sofort in der Lage mir die „Kopf hoch Stimmung" zu vermitteln. Warte erstmal ab was nächste Woche passiert, war ihr wesentlicher Kommentar. Diese Einstellung war richtig und zwang mich lediglich zu einer dreitägigen Schreibpause. Es gelang mir immer besser negative Erlebnisse zu verarbeiten.

Am nächsten Morgen versuchte ich den Professor telefonisch zu erreichen, hatte aber kein Glück. Seine Assistentin hat mir aber versichert, dass er mich im Laufe des Tages zurückrufen wird. Am Nachmittag hatte ich ihn dann an der Leitung.

„Hallo Herr Schmiejowski, ich habe von meinem Kollegen Peter die Nachricht bekommen, dass bei Ihnen Missverständnisse aufgekommen sind. Gut, dass wir sofort darüber sprechen können. Es ist richtig, dass die Aufnahmen im Vergleich zum September nicht ganz so gut aussehen, aber genau lässt sich das nur sehr schwer erkennen. Jetzt ist die Situation so, sobald während einer Behandlung ein Wachstum der Tumorzellen wieder erkennbar ist, heißt das eigentlich, dass das Medikament nicht mehr wirkt. Wir waren letzte Woche schon sehr unsicher, ob es sich um eine Verschlechterung handelt, denn die Bilder lassen sich auch nur schwer zu 100% vergleichen. Ich habe jetzt das Team gebeten eine Entscheidung zu treffen und in Ihrem Fall heißt das wir sehen die Verschlechterung, auch wenn sie gering ist und wollen eine andere Therapie mit Ihnen fortsetzen. Das wird dann am Dienstag Ihr Onkologe mit Ihnen detailliert besprechen. Bitte entschuldigen Sie die Missverständnisse, vielleicht waren die ersten Informationen zu früh und zu schnell. Haben Sie noch Fragen?"

Ich war zunächst einmal beruhigt. Verabschiedete mich freundlich von meinem Gesprächspartner und ließ die Aussagen erst mal wirken. Also zwar eine leichte Verschlechterung, aber nichts Dramatisches. Klingt doch schon wieder ganz anders als nach dem Arztgespräch.

Am Dienstag, dem 18.12 2018 erhielt ich dann nochmals eine Bestätigung der eigentlich unbedenklichen Gesamtsituation. Mein Onkologe erklärte mir nochmal den Zusammenhang zwischen Wirken und Nichtwirken aus medizinischer Sicht von Medikamenten und verordnete mir das neue Mittel Cabozantinib. Ich kann noch ein paar Tage mit dem Beginn der neuen Chemotherapie warten, damit nicht schon an Weihnachten eventuelle Nebenwirkungen mir das Fest verderben. Ich startete dann am zweiten Weihnachtsfeiertag, dem 26.12.2018. Eine Aussage von meinem Onkologen ließ mich innerlich schon richtig jubeln und gab mir viel

Motivation: „Es ist ein guter Zeitpunkt, wenn man schon mit HCC zu kämpfen hat, das jetzt zu erleben, denn momentan werden fast monatlich neue Medikament zugelassen und die Forschung ist auf einem sehr guten Weg". Ehrlich gesagt das war fast wie Wundbalsam für meine angekratzte Lebenserwartung. Es sieht also doch so aus, dass Ich die nächsten zwanzig Jahre jedes Quartal eine neue Therapie verordnet bekomme. Hier passt wieder ganz gut ein Smiley.

Physisch und psychisch ging es mir hervorragend, naja die alltägliche Müdigkeit gehörte schon zur Kategorie „Gewohnheit", und die Weihnachtsfeiertage brachten nette Geselligkeit in verschiedenen Familienrunden, schöne Geschenke und viel sehr gutes Essen. Einfach eine Zeit zum Wohlfühlen. Nach drei Jahren war auch mein Sohn Dominic wieder mit mir an Weihnachten zusammen und kein einziger „fader Beigeschmack" störte unsere neue gemeinsame Welt. Das Jahr ging mit einer schönen Silvesterfeier zu Ende und auch die eingenommenen neuen Tabletten hinterließen vorerst keine Spuren von Nebenwirkungen. Allerdings plagte mich kurz vor Weihnachten ein starker Schmerz im Blasenbereich, welcher mich veranlasste noch vor den Feiertagen einen Urologen in Höchberg aufzusuchen. Es gab aber keinen Befund. Zwischen Weihnachten und Neujahr war dann wieder so ein Tag mit sehr starken Schmerzen im Harnleiterbereich, aber so schnell und überraschend wie die Schmerzen gekommen sind, waren diese auch wieder weg. Der Urologe hat mir noch ein Medikament gegen Harnwegsentzündungen verschrieben, aber ich habe noch nichts eingenommen. Seit der neuen Chemotherapie mit Cabozantenib habe ich auch einer Studie der Uni-Klinik für Apotheker zugestimmt. Es wird exakt erfasst, welche Medikamente ich nehme und welche Wirkungen und Nebenwirkungen bei mir zu erkennen sind. Ziel ist es dabei Erfahrungen mit dem Medikament zu sammeln und im Bedarfsfall auf diese Erfahrungen bei anderen Patienten darauf zurückgreifen zu können. Warum soll ich bei dieser guten Absicht nicht helfen. Das Medikament von meinem Urologen wurde zwar abgesegnet, aber ich hielt es einfach nochmal zurück.

Das Wetter zum Jahreswechsel war klassisch mit nur sehr wenig bis kein Schnee, viel Regen und Temperaturen um die 5 Grad. Also absolutes „Shietwetter" wie man in Norddeutschland sagt. Grund genug für mich Regine zu einer kurzen Urlaubsreise nach Südtirol zu begeistern. Meine vorsichtige Anfrage verursachte aber keineswegs Widerstand bei Regine, sondern eigentlich nur die

Fragen wann und wohin. Das „Wann" klärte sie schnell mit ihrer Chefin ab und das wohin hing von interessanten Angeboten guter Wellnesshotels ab.

Einziges Manko, meine Schmerzen im Unterleib quälten mich immer häufiger. Sobald diese sehr stark wurden half meistens eine Wärmflasche auf dem Bauch und vorerst auch pflanzliche Mittel. Regine als Apothekerin hat schon Ahnung von solchen Dingen. Wie schon erwähnt war ich auch gezwungen meine Schreibaktivitäten vorübergehend einzustellen. Das neue Jahr begann nicht so toll und am Wochenende am 5./6. Januar war ich dann soweit meine Chemotherapie aufgrund der starken Nebenwirkungen zu unterbrechen. Der Durchfall nahm Ausmaße eines „Niagara-Falles" an. Ich wollte schon mein Bett auf der Toilette einrichten, damit ich nicht stündlich dazu gezwungen werde dorthin zu gehen. Meinen Onkologen hatte ich telefonisch über die Unterbrechung informiert und er stimmte zu. Ich bin am Donnerstag ja vor Ort und da sehen wir weiter, war sein Kommentar.

Anfang Januar hatte ich noch zwei Temine zu erledigen aber ab dem 13. Januar war bei mir alles frei. Mein erster Termin war am Montag, dem 7. Januar beim Rentenversicherungsträger in Würzburg. Da mir 2017 die 100 % Schwerbehinderung aufgrund meiner Krankheit bestätigt wurde, fragte ich mich ob es nicht möglich wäre, meine gesetzliche Rente frühzeitiger zu bekommen. Das Thema hatte sich dann schnell beim Termin erledigt. Da ich selbstständiger Unternehmer war und die letzten fünf Jahre nichts in die gesetzliche Rente an Beiträgen geleistet habe, muss ich abwarten, bis meine Altersrente ohne Verkürzung erreicht ist. Also an der Regelaltersrente mit 65 Jahren und dem Anhang von 10 Monaten komme ich nicht vorbei. Ok, ich verstehe zwar nicht ganz warum, denn ich bekomme ja eh schon nur für meine eingezahlten Jahre nur eine kleine Rente und wieso wird meine Krankheit dann anders behandelt als bei langfristigen Beitragszahlern, die ja dafür auch mehr Rente bekommen, aber was soll es, wer versteht heute schon noch unsere Gesetze vollständig und gut.

Der zweite Termin war dann am Donnerstag, dem 10.01.2019 bei meiner neuen Onkologin in Erlangen. Da die Onkologie zu einer Universitätsklinik gehört und da auch intensive Ausbildung für Ärzte betrieben wird, gehören ständige Wechsel der Ärzte zur Tagesordnung. Ich lernte eine sehr sympathische, engagierte Onkologin kennen. Sie war auch von dem Malheur mit meiner Vertretung informiert und ließ mich gleich wissen, dass Kommunikation auch für sie sehr wichtig ist. Endlich erklärte mir eine Ärztin, warum zwischen Blutentnahme und Arztgespräch eine so lange Wartezeit liegt. Es liegt daran, dass die Auswertung der Blutwerte so lange auf sich warten lassen und der Arzt gerne die aktuellen Werte mit dem Patienten besprechen will. Als Lösungsvorschlag haben wir dann sehr schnell folgendes Modell gefunden: Ich komme eine Stunde vor dem Arzttermin zur Blutentnahme, gehe anschließend einen Kaffee trinken oder ähnliches und das Arztgespräch kann pünktlich erfolgen. Ist doch super, man muss nur darüber reden und eine Lösung finden. Beim Ersttermin erfuhr ich auch, dass mein Blutbild eigentlich immer sehr gut aussieht und ich mir keine großen Sorgen machen muss. Die Unterbrechung der Chemotherapie veranlasste meine neue Ärztin die Dosis von Cabozantinib zu reduzieren. Statt der bisherigen 60 mg täglich soll ich nur noch 40 mg täglich einnehmen. Nebenwirkungen waren außer einem leichten Durchfall auch nicht mehr zu verspüren, also ab in den Süden.

Ein tolles Angebot aus Ratschings in Südtirol trug dann sehr schnell zu einer Entscheidung bei, ab dem 15. Januar vier Tage im Wellnesshotel Ratschinger Hof zu genießen. Sofort waren die Wehwehchen verflogen. Auch wenn ich mit dem Skifahren einen Schlussstrich gezogen habe, ist es schon ein phantastisches Erlebnis im Winter, bei viel Schnee und Sonne, auf einer Skihütte heiße Schokolade oder Cappuccino zu genießen. Das Glas Wein habe ich mir dann zusammen mit Regine für das jeweilige Abendmenü aufgehoben und geteilt. Auch wenn mich am Mittwoch (das war der einzige Tag ohne Sonne) wieder starke Harnwegsschmerzen quälten, habe ich keine Sekunde bereut nach Südtirol gefahren zu sein. Traumhaftes Wetter an den anderen Tagen, viele lange Spaziergänge, Wellness in einer tollen Sauna- und Badelandschaft und natürlich ausgezeichnete italienische Küche waren die totale Bestätigung für diesen Kurzurlaub. Auch Regine haben die vier Tage sehr gut getan.

Da auch am Freitag bei unserer Heimfahrt hin und wieder leichte Schmerzen im Harnwegsbereich aufkamen, entschied ich mich erst einmal das Medikament gegen die Harnwegsinfektion von meinem Urologen ab Samstag einzunehmen und vertagte die Einnahme von Cabozantinib bis auf Montag. Eine Nachricht von meiner Tochter, welche ich am Tag unserer Heimreise erhielt, motivierte mich sehr stark ab dem Wochenende an meinem Buch weiterzuschreiben. In einer Email konnte ich auf meinem Handy folgende Worte von Ihr lesen:

„Hi Papa,

jetzt bin ich endlich mal dazu gekommen deine unfassbaren 49 Seiten zu lesen. Respekt dafür schon mal!

Es ist faszinierend und erschütternd zugleich... ich bin stellenweise so mitgenommen, dass ich echt einen Knoten im Hals bekomme.

Du schreibst so ausführlich und lustig stellenweise. Bin gespannt wie s weiter geht...

Was genau ist bitte „Sorafenib"?

Freu mich auf Donnerstag! Hast du einen Essenswunsch oder wollen wir Steak essen gehen?

Schönes Wochenende noch!

Liebe Grüße

Jasmin"

Meine beiden „Lektorinnen" (Regine und Jasmin) sind schon dafür mitverantwortlich, dass ich bis jetzt nicht die Lust verloren habe an meinem Buch zu schreiben. Es ist wie immer im Leben, sobald irgendeine Art von Anerkennung für eine Leistung erfolgt, dann wirkt das automatisch motivierend. Also ran ans Werk, es gibt noch so viel zu erzählen...

Höchberg und der Alltag hatten uns wieder, nur die Erinnerung an eine traumhafte Schneelandschaft ist geblieben. Es ist gar nicht erstaunlich, dass die Information von Regine - *Natalie würde gerne mal wieder zum Rodeln gehen* – in Verbindung mit der schönen Erinnerung an die letzten Tage, die Idee bei uns aufkommen ließ, mit Natalie nochmals an ihrem Geburtstag ins Allgäu zum Rodeln zu fahren. Natalie hat am 2. Februar Geburtstag, das ist heuer ein Samstag, vielleicht ist was machbar. Schnell war Natalies kurzes Statement „gerne" die Basis für die Planung eines neuen Kurztrips in die Berge. Um eine kleine Familienidylle zu generieren ergänzte noch Regines Vater uns drei auf unserer Fahrt ins Allgäu. Wir fuhren am Sonntag dem 03.02.2018 los und kehrten nach zwei ebenfalls traumhaften Tagen nach Hause zurück. Leider war das einzige was nicht klappte, der ursprüngliche Wunsch, Rodeln zu gehen. Entweder hatten wir keinen Schlitten, oder - sollte es daran nicht mangeln - dann war es keine gute Rodelbahn. Der zu starke Schneefall der letzten Tage ließ auf der von Natalie und Regine aufgesuchten Bahn keine durchgehende Fahrt zu. Aber das Restprogramm war wieder aller erste Sahne – Sonne, Schnee und gutes Essen – warum nur um alles in der Welt geht das immer so schnell vorbei?

Meine Arzttermine in der Klinik wurden jetzt so im 14 tägigem Rhythmus gelegt, immer mit dem gleichen Ablauf, der Frage nach dem allgemeinen Befinden, Messen der Temperatur und Blutentnahme. Eine Stunde Wartezeit vor dem Arzttermin und Besprechung der Ist-Situation. Auf meiner Blutwertestatistik zeigte mir meine Onkologin die erhöhte Abweichung bei einem Entzündungswert, welcher wahrscheinlich im Zusammenhang mit meiner Harnwegsinfektion stand. Seit Einnahme des Medikamentes gegen Harnwegsentzündungen hat sich dieser Ausschlag nach oben wieder auf „normal" reduziert. Es ist schon erstaunlich, wie man das heute alles nachweisen kann.

Meine Schreibarbeiten wurden im Februar nochmals durch eine andere, Zeit in Anspruch nehmende, Aktivität unterbrochen. In unserem Eingangsbereich hatte ich in der rechten Nische (also Standort bezogen, nicht politisch bezogen – Smiley) eine alte verrostete Ritterrüstung aufgestellt. Die Rüstung habe ich vor einigen Jahren in Berlin erworben. Beim Besuch eines Verkaufswochenendes für Theater- und Filmartikel in einer Lagerhalle Stand „Xaver" (so nannte ich die Rüstung) in einer Ecke und hat mich sofort fasziniert. Es ist keine der Rüstungen, welche wie neu aussehen und silbern glänzen, nein sie sieht sehr alt, verbraucht und rostig aus. Genau das hat mir gefallen und ich glaube sie hat mir damals zugeflüstert: „Nimm mich bitte mit". Es war schon eine lustige Heimfahrt auf der Autobahn von Berlin nach Nürnberg, als die anderen Autofahrer meinen Xaver auf der hinteren Sitzbank im Auto entdeckten. So und dieser Xaver stand bisher jedenfalls in der besagten Nische, aber die Nische bietet auch viel Platz für ein Einbauregal, zum Verstauen der unendlich vielen Paar Schuhe von Regine und mir. Ich weiß nicht wer mehr Schuhe besitzt, aber die gesammelten Werke brauchen einfach mehr Platz. Ergo, Xaver musste weichen und fand seine neue Heimat im zweiten Stock direkt vor dem großen Bürofenster mit Blick nach Würzburg. Er wird's überleben – Smiley-

Innerhalb von zwei Tagen habe ich dann, mit dem entsprechenden Material vom Baumarkt, den Einbauschrank gefertigt und meine Schuhe durften sich alleine darin ausbreiten. Der andere Schuhschrank, wo sich auch bisher mein „Besitz" befand, gehört jetzt Regine alleine.

Der Februar brachte die ersten Frühlingstemperaturen zum Vorschein und gegen Ende stiegen die Temperaturen sogar schon bis auf knapp 18 Grad. Schon sehr ungewöhnlich für uns aber sehr angenehm. Von Regine und mir wurde das schöne Wetter sofort genutzt, die ersten Winterfolgen aus dem Garten zu entfernen, wie Laub zusammentragen oder noch die alten Sträucher schneiden. Ansonsten ist bis heute nichts mehr Außergewöhnliches passiert. Heute ist Sonntag, der 10. März 2019 und ich schreibe soeben die letzten Zeilen für mein Buch. Ich will es jetzt mal gut sein lassen, denn am 19.03.2019 habe ich den nächsten Termin zur Kontrolle im MRT und ich will nicht mit Zukunftsspekulationen fortfahren. Ich denke auch meine schriftstellerische Aktivität konnte ich ausleben und irgendwann ist einfach genug.

Ich bin im hier und jetzt bei meiner Geschichte angekommen. Alles was ich geschrieben habe, ist ehrlich und entspricht der Wahrheit, welche ich in meinen Erinnerungen behalten habe. Wenn ich jetzt noch weiterschreibe, müsste ich schon aus dem Kaffeesatz lesen und ich weiß, hellseherische Fähigkeiten habe ich nicht. Meine Erfahrungen mit dieser Krankheit niederzuschreiben, hat mir sogar manchmal richtig Spaß gemacht und hat mir häufig viel geholfen weiteren Lebensmut und Motivation zu finden. Zum Schluss möchte ich noch die Geschichte eines Mannes erzählen, an die ich mich in den letzten gut zwei Jahren sehr oft erinnert habe und die als „Wahre Begebenheit" verfilmt wurde und als Vierteiler, vor rund 30 Jahren, im Deutschen Fernsehen zu sehen war. Ich versuche den Inhalt des Filmes im Zeitraffer darzustellen.

Die erste Szene des Filmes zeigt einen Mann, mit einem Gewehr in der Hand. Der Lauf ist auf seinen Kopf unterhalb des Kinns angesetzt und der Finger am Abzug. Man erkennt sofort, dass er sich wahrscheinlich das Leben nehmen will und er nur noch abzudrücken braucht. Da beginnt die Zeitversetzung in seine Kindheit und Jugendzeit in das „Dritte Reich" mit dem Beginn der brutalen Zeit der Judenverfolgung durch die Nationalsozialisten. Er und seine Familie werden erst ins Warschauer Ghetto umgesiedelt und dann in ein Konzentrationslager abtransportiert. Zunächst muss er mit ansehen, wie seine Jugendliebe beim Abtransport von den Soldaten erschossen wird und dann erlebt er die Ermordung seiner ganzen Familie im Konzentrationslager. Er selbst kann fliehen und landet nach einer qualvollen Leidenszeit in Frankreich. Der Krieg ist einige Zeit vorbei und man sieht ihn glücklich mit seiner Frau und ihren vier Kindern in seiner neuen Heimat leben. Eines Tages kommt er von der Arbeit nach Hause und muss mit ansehen, wie sein Haus mit seiner Familie abbrennt. Weder seine Frau noch seine Kinder haben überlebt. Der Film geht zur Anfangsszene zurück und zeigt wieder den Mann mit dem Finger am Abzug. Er drückt nicht ab und später kann man lesen, dass er wieder eine Familie mit drei Kindern zum glücklich sein gefunden hat. Der Titel des Filmes ist „Der Schrei nach Leben".

Auch ich habe in meiner bisherigen Lebensgeschichte schwere Schicksalsschläge hinnehmen müssen. Natürlich nicht so extrem brutal wie der Mann in dem Film, doch ich denke auch schon ganz schön heftig. Aber auch mein „Schrei nach Leben" ist noch nicht beendet und ich verspreche meiner lieben Regine, meinen Kindern und allen Familienangehörigen, sowie meinen Freunden, die immer wieder an mich denken, noch möglichst oft hinauszubrüllen…

sodass die ganze Welt mich hören kann…

Lerne den Tag so wie er ist zu lieben

Und es gibt nichts, was Du noch zusätzlich unbedingt brauchst

Das Zitat ist von mir, denke ich, sollte aber jemand anders diese Worte schon niedergeschrieben haben, will ich ihm es nicht wegnehmen.

Es hat mich aber viel gelehrt.

Fortsetzung folgt…?

Herstellung und Verlag:
BoD - Books on Demand, Norderstedt
ISBN 978-3-7494-3704-7

CPSIA information can be obtained
at www.ICGtesting.com
Printed in the USA
BVHW082033270519
549348BV00020B/2020/P